医療事故に「遭わない」「負けない」「諦めない」

弁護士・医学博士
石黒麻利子

Mariko Ishiguro

はじめに

私は弁護士として、医療事件を専門に扱っています。子どものころ、くも膜下出血で急逝した母への思いから脳科学者になり、その後、弱い立場の人を守りたいと弁護士に転身しました。司法試験を目指して勉強中、義父が医療事故に遭い、家族総出で介護をしました。このとき、医療事故は患者本人だけではなく家族にとっても大変つらく、生活を崩壊させることを経験しました。そんな経験と医学の知識を被害者救済に生かしたいとの思いから、医療専門弁護士になったのです。

これまでに多くの医療事件を扱ってきましたが、医療ミスに共通するのは医師や看護師が少し考えれば防げた事故だということです。一方で患者側も、医師にすべてお任せという姿勢ではなく、自分で考え、直感を信じて行動すれば、防げた事故が少なくありません。誰もが安心して医療を受けられるようにしたいとの思いが、医療事故の現場を最も身近に感じているであろう私が本書を書く動機になりました。本書では、医療事故に遭わない方法と、不幸にも遭ってしまったときの解決方法を解説しています。

第一章では、まずは身近にある医療事故の現状を明らかにしました。実際に私が受任した7つの医療事故を紹介し、それぞれ、なぜ医療ミスが起きたのかについて、解説を加えました。

第二章では、医療事故から身を守るために患者が注意すべきポイントを挙げました。大切なのは日ごろから自分や血縁者に多い病気について調べ、典型的な症状や治療法などについて知っておくこと。そして、医師にすべてを任せるのではなく、主体的に病気とかかわり、医師と一緒に病気と闘う姿勢を持つことです。具体的に「患者力」を高めるためのポイントを解説しました。

第三章では、実際に医療事故が起きてしまった場合の医療紛争の解決方法を解説しています。テレビドラマや映画の影響でしょうか。医療事故が起きれば必ず裁判になると思っている方が多いと思います。しかし、実際は示談でまとまることのほうが多く、裁判になるのはほんの一部にすぎません。しかも、医療ミスの有無やその程度とは関係のない理由で裁判になっていることが多いのです。同じ事故でも交通事故の場合は数か月、長くても半年程度で示談がまとまることが多いのに対し、医療紛争は3年以上かかることが珍しくありません。なぜ医療紛争は拡大、長期化するのでしょうか。医療専門弁護士のみぞ知る、医療紛争の舞台裏を明らかにしました。

第四章では、医師の説明義務違反について解説しています。医師の説明義務が「手術同意書に署名捺印をもらうための説明」であると考えるのは間違いです。たとえ手術が成功しても、医師に説明義務違反があると裁判になることがあります。過去の裁判例から、ケースごとに医師に求められる説明義務の内容を解説しています。

第五章では、損害賠償額の決め方について。こちらも、誤解をしている方が大変多いのが現実です。損害賠償額には裁判所の算定基準があり、示談で合意する金額も裁判で認められる金額もほぼ同じです。損害賠償額の決め方の仕組みを知れば、裁判でとんでもない賠償額が認められることはなく、裁判をするとむしろ目減りしてしまうことがわかります。そもそも、医療ミスが起きたときに損害賠償金を支払うのは、病院や医師個人ではなく、医療機関と契約している保険会社です。賠償額をめぐる争いの実際の相手は保険会社なのです。患者対病院ではなく、患者、病院、保険会社の三者対立構造が医療紛争の特徴であり、紛争を拡大、長期化させる原因でもあります。

第六章では近年増加している美容整形に関連するトラブルについて触れました。美容整形には、契約トラブルが多く、賠償額が少ないなど特有の問題があります。

第七章、第八章では医療紛争の解決方法をQ＆Aでまとめました。可能な限り平易な言葉で解説しているので、これで医療紛争の解決方法は理解いただけると思います。

本書を手に取っていただいた方のなかには、医療事故に関心を持っている方だけではなく、すでに医療紛争に巻き込まれている方もいるかと思います。目次をご覧いただき、必要なところから読んでいただければと思います。

弁護士・医学博士　石黒麻利子

目次

目次

第一章　医療専門弁護士が見た医療ミスの現場

「医療事故」と「医療過誤」の違い

医療法律相談を受けるときに、よく患者やその家族からこう言われます。

「病院は医療事故を認めているので、賠償してもらえると思います」

しかし、詳しく話を伺ってみると、病院側は「医療事故」が起きたこと自体は認めているのですが、「医療過誤」（医療ミス）を起こしたことは認めておらず、賠償されないケースが大半です。医師や病院が医療事故を認めても、それが必ずしも医療ミスを認めているとは限らないのです。

患者と医療者の間でこのような認識の行き違いが起こる原因は、「医療事故」という言葉にあるでしょう。事故といえば何らかのミスがあったことが前提になります。ところが医療事故は「過失がある場合」と「過失がない場合」の両方を含みます。これが患者側に誤解を与える原因になっているのでしょう。医療過誤は「過失がある場合」のみを意味し、「医療事故＝医療過誤」ではありません。なお、医療過誤という言葉は医療関係者が使う言葉ですので、本書ではこれ以降、医療ミスと表記します。

「過失がある場合」とは、たとえば心拍監視装置のアラームを切っていたため心肺停止に気づかず、心肺蘇生措置の開始までに時間がかかり亡くなったなど、明らかなミスがあるケースです。

一方、「過失がない場合」とは、やむを得ない合併症を指します。合併症とは、ある病気が原因となって起こるほかの病気や、手術や検査がもとになって起こる病気を意味します。たとえば耳下腺腫瘍の手術では、耳下腺内を通る顔面神経の温存に配慮しながら腫瘍を切除します。しかし、悪性度が高く、がんが顔面神経や周囲組織へ拡大している場合は、きちんとがんを取り切るために、それらを合併切除する必要が生じます。そのため、手術に伴う顔面神経の損傷による顔面神経麻痺の後遺症が術後に現れることがあります。これは手術に伴う「やむを得ない合併症」になります。医療ミスとは言えず、病院に責任を追及できません。

医療事故のあと、患者やその家族が病院に損害賠償を求めると、病院から「道義的責任は認めますが、法的責任は認めません」という回答が来ることがよくあります。これは「過失のない医療事故」を意味します。つまり、「事故が起きて申し訳ないとは思うけれど、過失はないから損害賠償には応じられません」という意味なのです。

医療事故は一つの施設で月に1回起きている

本書を手にとっていただいた方の多くは、医療ミスに遭った経験がある、または、病院は認めていないものの「あれは医療ミスだったのではないか」などと感じた経験があるか、そのような経験のある人が身近にいるのではないでしょうか。しかし、たとえそうした経験がなくとも、医療事故の実態は知っておくべきでしょう。なぜなら、想像されるよりも医療事故は身近なところで起きているからです。

参考になるのが、日本医療機能評価機構が毎年発表している「医療事故情報収集等事業報告書」です。同機構は「国民の健康と福祉の向上に寄与することを目的とし、中立的・科学的な第三者機関として医療の質の向上と信頼できる医療の確保に関する事業を行う公益財団法人」（同機構ホームページより）です。

２０１７年3月に公表された「医療事故情報収集等事業報告書」によれば、２０１６年の1年間に報告された医療事故数は、全国１０３１の医療機関で過去最多の３８８２件にのぼりました。その内訳は、医療事故の報告が義務づけられている大学病院などの２７６医療機関からの報告が全体の８割を超えて３４２８件でした。その他、任意で７５５の医

医療事故情報の報告件数と医療機関数

年		2005	2006	2007	2008	2009	2010
報告件数	報告義務	1114	1296	1266	1440	1895	2182
	任意参加	151	155	179	123	169	521
	合　計	1265	1451	1445	1563	2064	2703
医療機関数	報告義務	272	273	273	272	273	272
	任意参加	283	300	285	272	427	578
	合　計	555	573	558	544	700	850

年		2011	2012	2013	2014	2015	2016
報告件数	報告義務	2483	2535	2708	2911	3374	3428
	任意参加	316	347	341	283	280	454
	合　計	2799	2882	3049	3194	3654	3882
医療機関数	報告義務	273	273	274	275	275	276
	任意参加	609	653	691	718	743	755
	合　計	882	926	965	993	1018	1031

※日本医療機能評価機構「医療事故情報収集等事業第49回報告書」から

療機関が454件の事故を報告しています。

つまり、報告義務のある大学病院などの医療機関では年間約12件、月に1回は医療事故が起きていることになります。事故の程度の内訳を見ると、8・2％（281人）が死亡、36・8％（1259人）が障害残存の可能性となっています。

この数字を多いと感じるでしょうか。しかし、これは氷山の一角にすぎません。同調査の対象となっている医療機関は276施設にすぎないからです。全国に医療施設は17万8932あります。その内訳は病院が8439施設、一般診療所が10万1580施設、歯科診療所が6万8913施設です（厚生労働省「医療施設動態調査」平成29年3月末概数）。

事故の概要

事故の概要	2016年1月〜12月	
	件数	%
薬剤	229	6.7
輸血	8	0.2
治療・措置	1032	30.1
医療機器等	88	2.6
ドレーン・チューブ	228	6.7
検査	139	4.1
療養上の世話	1300	37.9
その他	404	11.8
合　計	3428	100.0

※割合については、小数点第2位を四捨五入したものであり、合計が100.0にならないことがある
※日本医療機能評価機構「医療事故情報収集等事業第48回報告書」から

事故の程度

事故の程度	2016年1月〜12月	
	件数	%
死亡	281	8.2
障害残存の可能性がある(高い)	352	10.3
障害残存の可能性がある(低い)	907	26.5
障害残存の可能性なし	932	27.2
障害なし	817	23.8
不明	139	4.1
合　計	3428	100.0

※事故の発生及び事故の過失の有無と事故の程度とは必ずしも因果関係が認められるものではない
※「不明」には、報告期日(2週間以内)までに患者の転帰が確定していない事例が含まれる
※割合については、小数点第2位を四捨五入したものであり、合計が100.0にならないことがある
※日本医療機能評価機構「医療事故情報収集等事業第48回報告書」から

仮に各医療施設が月に1回、医療事故を起こしているとすると、実際は日本医療機能評価機構が発表している数より、はるかに多い数の医療事故が起こっていることになります。

ただ、先述のとおり、医療事故の数そのものが、医療機関で起きた医療ミスの数というわけではありません。日本医療機能評価機構では報告する事例の範囲を以下のようにしています。

①誤った医療又は管理を行ったことが明らかであり、その行った医療又は管理に起因して、患者が死亡し、若しくは患者に心身の障害が残った事例又は予期しなかった、若しくは予期していたものを上回る処置その他の治療を要した事例。

②誤った医療又は管理を行ったことは明らかでないが、行った医療又は管理に起因して、患者が死亡し、若しくは患者に心身の障害が残った事例又は予期しなかった、若しくは予期していたものを上回る処置その他の治療を要した事例（行った医療又は管理に起因すると疑われるものを含み、当該事例の発生を予期しなかったものに限る）。

③①及び②に掲げるもののほか、医療機関内における事故の発生の予防及び再発の防止に資する事例。

それでは、実際に現場ではどのような医療ミスが起こっているのか、私が受任した事件から代表的な7つのケースを取り上げます。これらは決して珍しくはなく、驚かれるかもしれませんが、「よくある」ケースと言えます。

ケース1 手術部位の取り違え（男性・60代後半）

左右の腎臓を取り違えて摘出した末に死亡

60代後半の男性患者は、右腎臓にがんが見つかり、右腎臓摘出術を受けることになりました。ところが、手術では誤って異常のない左の腎臓を摘出されてしまったのです。医師は摘出した後に左右を間違えたことに気づき、急きょ、大学病院に応援を要請。摘出した腎臓を元に戻そうと自家腎移植を行ったのですが、生着しませんでした。

腎臓は左右に一対あり、ソラマメのような形をしています。腎臓には血液から老廃物を取り除き、尿として体外に排出する血液浄化などの大切な働きがあります。誤って左腎臓を摘出してしまったため、がんのある右腎臓はそのまま残しました。右腎臓まで摘出すると腎臓の機能が失われてしまうためです。結果として、右腎臓に残ったがんが肺に転移し、患者は亡くなりました。

なぜ、こんなことが起こったのでしょう。

事故の原因は単なる不注意によるものでした。通常、左右の手術部位を取り違えないよう、手術室入室前に手術部位に油性マジックで印をつけることになっています。これは臓器の摘出に限った話ではありません。

この男性患者の場合、手術前のマーキングが忘れられていました。手術室で看護師が手術を始めようとした医師たちに「左右、逆ではありませんか?」と注意をしましたが、執刀医と助手の医師は手術室のシャーカステン（フィルムを見やすくする照明のついたボード）に貼った患者のCTフィルムを確認して、「間違いない」と、そのまま手術を開始しました。実は、助手の医師がCTフィルムを裏表逆にシャーカステンに貼ったため、左右が逆に映っていたのです。注意してフィルムを見れば、たとえ裏表を逆に貼ってあっても間違いに気づくものですが、執刀医も助手も気づくことはありませんでした。

手術部位にマーキングがあるかを確認する

手術部位の左右取り違えは、腎臓の手術に限ったものではありません。ひざ（変形性膝関節症の手術など）や眼（硝子体の手術など）で、異常のないほうを手術した結果、左右両方の手術を余儀なくされたというケースもあります。

歯科医院では間違って違う歯を抜いてしまうケースもありますが、歯の場合、すぐに戻せば生着します。ただ、一度抜いた歯の寿命は短くなり、着いたからいいというわけではありません。

このような手術部位の取り違えは、どのくらいの頻度で起こっているのでしょうか。先述の日本医療機能評価機構の報告では、報告義務のある276医療機関で、治療・処置の際に年間31件の部位取り違えが報告されています。そのうち、手術部位の左右取り違えは年間8件。決して少ない数ではないでしょう。

今回のケースの場合、患者としてできることは、まずはマーキングがされているかどうかを確認することです。先述のとおり、病院は手術室入室前に患者の手術部位にマーキングをします。これが局所麻酔であれば、患者は自分で「左右が逆です」と医師に訴えることもできますが、全身麻酔の場合はそういうわけにはいきません。もし手術前に手術部位へのマーキングがなされていなかったら、麻酔前に医師や看護師に手術部位を確認するなど、アピールすることが重要です。

業務上過失傷害罪に問われた執刀医

この事件で私が患者家族に頼まれて代理人についたとき、執刀医と助手の医師はすでに業務上過失傷害罪で送検されていました。被害を受けた患者の遺族は大変優しい方たちでした。

「事故が起きたことは残念だけれど、事件のせいで先生方の医師としての人生が終わりになってほしくない」

遺族はそう話し、医師たちが罪に問われないよう、検察庁に手紙や嘆願書を提出しました。事故後、医師が真摯に謝罪したので、患者の遺族は「罪を憎んで人を憎まず」という気持ちになったそうです。

結局、助手の医師まで罪を問われる可能性もありましたが、執刀医だけが業務上過失傷害罪で罰金刑となり、その後、厚生労働省から医業停止1年間の行政処分が下されました。

ケース2　医療機関の間での伝達ミス（女性・60代）

誤診から直腸を切断され、永久人工肛門に

病理検査や大きな外科手術ができない病院では、検査会社やほかの病院に検査や外科手術を依頼することになります。しかし、施設間のコミュニケーション不足から医療ミスが起こることがあります。

60代女性の悲劇は市の大腸がん検診を受けたことに始まりました。検診の結果、便潜血反応が陽性となり、女性は精密検査を受けるためにA病院を受診しました。A病院では内視鏡検査が実施されましたが、特に異常は見られず、直腸下部にほんのわずかな炎症が見られた程度でした。A病院の医師は念のため炎症部から生検（検査のため組織を採取すること）を行うことにしました。A病院には病理検査部門がなかったため、B検査会社へ病理検査を依頼。そこでミスが起こりました。病理検査依頼書に本当は直腸から生検をしたにもかかわらず、肛門から生検したと記載してしまったのです。

検査依頼書を受け取ったB検査会社の病理医は、生検プレパラート（採取した組織を薄

く切ってガラスに貼り、染色液で染めたもの）を顕微鏡で観察し、肛門には存在しないはずの粘液を分泌する細胞が見られたため、肛門の粘液腺がんと診断しました。存在しないのは当然です。本当は直腸から生検したものですから。

B検査会社は、粘液腺がんと記載した病理診断結果報告書をA病院に提出しました。肛門の粘液腺がんは進行がんです。内視鏡検査ではっきりがんだとわかるレベルですから、炎症という実際の内視鏡所見とは整合しません。まともな医師なら病理診断結果に驚き、もう一度内視鏡検査をやり直すなり、がんの鑑別に必要なほかの精密検査を実施するはずです。

しかし、A病院の担当医師は、直腸診（直腸指診、直腸内触診とも言います。医師が肛門から人さし指を挿入して感触で調べる検査）で、肛門のすぐ上に硬く触れる部分があったため、がんと早合点し、患者にA病院では手術ができないからと、C病院で手術を受けるように勧めました。そして、肛門直腸がんの診断名をつけ、C病院消化器外科宛てに「手術適応」と記載した患者紹介状を作成したのです。

A病院からの紹介状とB検査会社の病理診断結果報告書を受け取ったC病院の医師は、A病院でがんの確定診断がなされ手術依頼を受けたと認識しました。その先入観から、術前検査で異常が何ひとつ見つからなかったにもかかわらず、直腸診で粘膜下層浸潤がん（SMがん）と判断し、腹会陰式直腸切断術、およびS状結腸単孔式人工肛門造設術を実施しました。60代の女性はがんではなかったのに肛門直腸がんと誤診され、直腸を切断されたうえに永久人工肛門を造設されてしまったのです。

始まりは病院の情報提供義務違反

本件は、単純な病理診断の誤りではありません。B検査会社の病理医は、ベテランの高名な病理医でした。それなのになぜ、病理診断を誤ってしまったのでしょうか。生体を顕微鏡で観察すると、組織ごとに特有の構造をしています。肛門は皮膚と同じ構造で重層扁平上皮という、細胞が扁平に幾重にも重なった構造をしています。腸は単層円柱上皮といって、円柱状の細胞と腸管などの粘膜上皮に見られる粘液を分泌する杯細胞が単層に並んでいます。病理検査依頼書には肛門から生検したと書かれているのみで、生検採取部位の詳しい説明やイラスト、内視鏡写真の添付もなかったので病理医は肛門から採取された組織だと誤解し、重層扁平上皮が見えると思って生検プレパラートを顕微鏡で観察したところ、肛門には存在しない粘液を分泌する細胞が見られたために肛門の粘液腺がんと誤診してしまったのです。内視鏡所見が炎症で、病理診断結果は進行がんと、診断結果が食い違っていたのですから、病理医は疑問に思ってA病院に生検部位や臨床所見を問い合わせるなり、病理診断結果報告書に「がんの疑い」と記載すべきであり、この点で落ち度はあります。しかし、A病院の病理検査依頼書に「直腸から生検した」と正確に記載されていれば、病理診断を誤ることはなかったはずです。

裁判でこの病理医は「生検の採取部位を誤認して診断することは、病理医としてあってはならないことであり、誤ると正しい診断に導かれない」と述べておられました。

A病院の内視鏡検査を実施した医師が、病理検査依頼書に生検部位を正確に記載すれば、B検査会社の病理医が病理診断を誤ることはありませんでした。また、A病院は内視鏡検査で軽微な炎症所見しか見られず、B検査会社の病理診断結果が進行がんだったのですから、病理診断結果に疑問を持つべきだったでしょう。病理医に問い合わせるなり、内視鏡検査をやり直すなり、がんの鑑別診断に必要なほかの検査を実施すべきでした。もし自分の病院で検査をしないのであれば、患者紹介状に「がん疑い、精査をおねがいします」と記載すべきでした。ところが、A病院の医師は精密検査を実施せずに直腸診だけで肛門直腸がんという確定的診断名をつけました。C病院宛てに手術適応と記載した患者紹介状を作成し、それによってC病院の消化器外科医に確定診断はすんでおり手術を依頼されたものと誤解させてしまいました。

C病院では、術前にCT検査、造影CT検査、骨盤部精査MRI、注腸造影検査、腹部超音波検査、血液検査を行いましたが、がんを疑う異常所見は見られませんでした。医師のなかからは内視鏡検査を行うべきとの意見も出ましたが、A病院で実施しているという理由で再検査は行われませんでした。

他施設の診断内容を鵜呑みに

なぜC病院の消化器外科医は術前検査で異常がなかったのに、手術をしてしまったのでしょうか。A病院の手術適応と記載された患者紹介状や、B検査会社の病理診断結果報告書を見て、A病院で確定診断がなされ、手術依頼を受けたとの先入観から手術を思いとどまることができなかったのだと思います。

他施設から患者の手術を依頼された場合でも他施設の診断内容を鵜呑みにせず、自らの施設で評価し、診断すべきであり、まして腹会陰式直腸切断術は肛門機能廃絶という重大な機能障害を残す手術ですから、臨床所見と病理所見が全く整合しない場合には確定診断もせずにいきなり手術をするのは許されないことです。

さて、A病院の医師もC病院の医師も直腸診だけでSMがんと診断しましたが、触ってわかれば苦労はありません。術後、切除組織の病理検査の結果、術前にSMがんと診断されていた肛門管のしこりは、粘膜脱症候群の所見で異常細胞は認められませんでした。粘膜脱症候群は、長い排便時間の習慣を持つ中高年者に多い疾患です。直腸粘膜がたるんで脱出を繰り返すことで直腸粘膜が傷ついたり、粘膜の血流が乏しくなって直腸に潰瘍や隆起性病変ができたりするもので、これ自体は排便習慣を変えれば改善するので、手術の必要はありません。

「医師にお任せ」が失敗のもと

この60代の女性はA病院、B検査会社、C病院の3施設を被告とし、損害賠償を求めて提訴しました。裁判ではB検査会社が生検の病理診断に誤りはなかったと主張したため、C病院の検査義務違反の審理の前に病理診断結果が争点となりました。原告側は病理医および消化器外科医の各3通、合計6通の私的鑑定意見書を裁判所に提出して争いましたが、裁判官は判断できず、裁判所から3つの大学の医学部病理学教室へ鑑定に出されて決着しました。最終的に3000万円で和解し、支払金の負担は、B検査会社が2100万円、C病院が900万円となりました。私の見解としては、C病院には病理検査室があり、術前に何ら異常所見はなかったのですから、内視鏡検査をやり直すか、少なくともB検査会社の生検プレパラートを術前に再鏡検する必要があったと思います。それだけで防げた事故なのですから、B検査会社よりC病院の過失のほうが重いと思いました。裁判の結果この負担割合になったのは、B検査会社が裁判で病理診断の誤りが明らかであったのにこの点を争ったためではないかと思います。

この事件では、B検査会社とC病院に落ち度があるのはもちろんですが、A病院の病理検査依頼書がB検査会社の病理診断を誤らせたのが事の発端です。また、A病院の患者紹介状がC病院の消化器外科医の判断を誤らせており、B検査会社やC病院もある意味、A病院の犠牲者と言えます。諸悪の根源はA病院であるはずですが、裁判官はA病院の情報提供義務違反を認めませんでした。

もっとも、裁判官はA病院の責任を吟味したうえで判断したわけではなく、転勤してきたばかりで内容を把握していなかったようでした。医療裁判は裁判長、右陪席、左陪席の合議制で行われますが、この事件の裁判中、2年半で裁判官が3人とも代わりました。医療訴訟の難しさは第三章で詳述しますが、医療訴訟で患者が勝つことが難しい理由のひとつに、裁判官が転勤で代わってしまうこともあるでしょう。

いずれにせよ、この事件は複数の医療機関が関与し、各施設とも誤診を見直す機会が何度かあったにもかかわらず、見直されなかったことが最大の問題点でした。C病院ではこの事件を機に他施設で病理検査が実施されていても、必ず自分の施設で病理検査を実施するようになりました。原告患者の長くつらい闘いが、事故の再発防止策につながったことがせめてもの救いです。

もっとも、女性患者は事故を防ぐことができたかもしれません。そもそも女性は体に異常がなかったのに進行がんと言われた段階で、疑問を感じたはずです。女性に伺ったところ、「がんと宣告されびっくりしてパニックになった」と話していました。それでも女性は医師から外科手術で「一生人工肛門になる」と告げられたときには、ほかに方法はないか尋ねたといいます。

しかし、医師から強い調子で「手術しないと死ぬよ」と言われ、それ以上何も言えなくなりました。後悔先に立たずですが、もし診断結果に疑問を持ち、別の病院で検査をし直していれば事故は防げたかもしれません。自分の体のことは自分が一番よく知っています。

少しでも疑問に感じる部分があれば、別の病院で検査を受け直すのも選択肢のひとつです。「医師にお任せ」は失敗のもとです。

ケース3　看護師による医療ミス（男性・70代後半）

闇に葬られる痰詰まりによる窒息死

入院中に気管切開を受けた患者が元の病気とは関係なく喉に痰を詰まらせ、窒息死することがよくあります。窒息死事件の医療法律相談を私個人で年に4回も受けたことがありました。「なぜ、こんなに多いのか」と知り合いの医師何人かに伺ったところ、入院患者では珍しくないとのことでした。病院は患者家族に「急変しました」と説明し、死亡診断書には呼吸不全と書かれることが多いようです。たいていは闇から闇に葬られますが、家族が事故だと気づいても、病院は基本的に過失を認めません。痰で窒息するなんて想像しただけでも恐ろしいことですが、病院に入院しているのに助からず、補償もされずに泣き寝入りとは、いったい病院はどうなっているのでしょう。

そもそも、なぜ気管切開を受けた患者が痰詰まりで窒息死するのでしょうか。気管切開

気管カニューレ（気管切開チューブ）

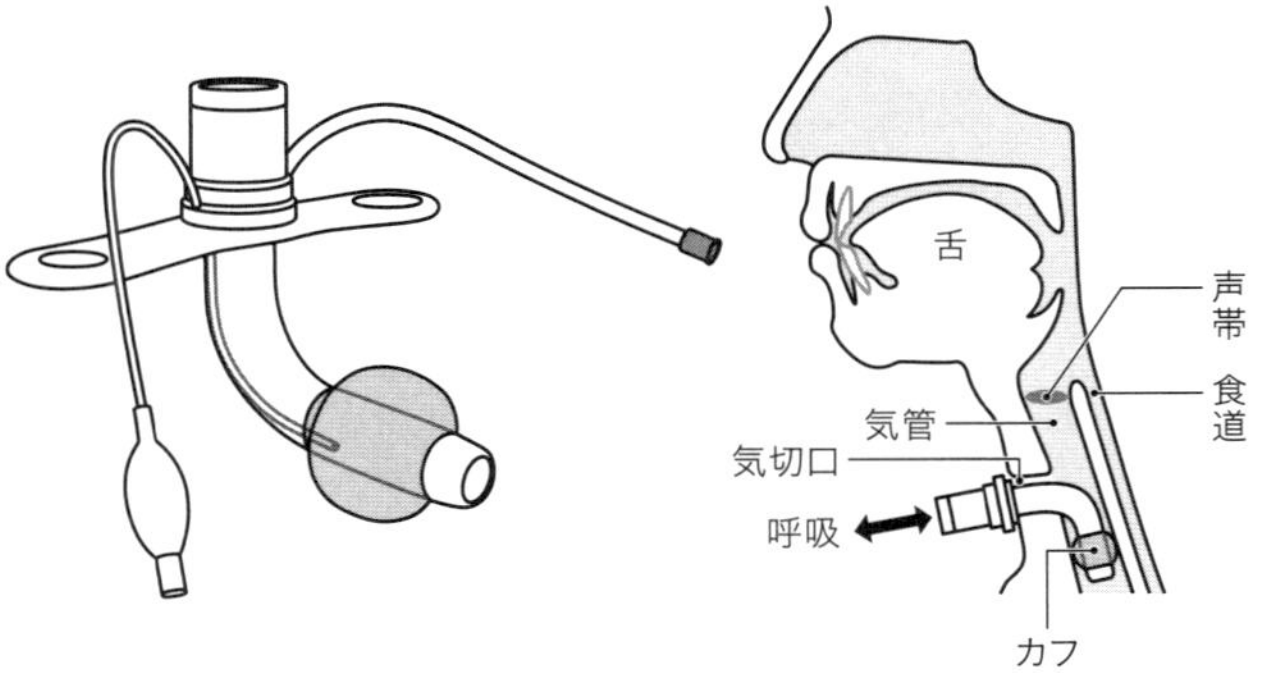

とは、気管に孔を開け、気管カニューレと呼ばれる管を挿入し、気道を確保する方法です。

重度の意識障害により長期間にわたって人工呼吸器で呼吸管理をする必要がある場合や、喉の炎症や術後など気道が狭くなり、気道閉塞の危険性がある場合は、気道を確保するために一時的に気管切開が行われます。

気管カニューレを装着すると、普段、痰の出ない人でも痰が増えます。自分で痰を吐き出せなくなるため、痰の排出は看護師に委ねられます。気管カニューレをつけると空気が鼻を通らないために乾燥し、痰が硬くなります。さらには、術後で血液が痰に混ざると、凝血痰塊が形成されやすくなります。看護師が細い管を気管カニューレに挿入して痰を吸引してくれますが、高粘稠性の痰は吸引してもうまく吸い上げることができません。その結果、痰が排出されないまま溜まり続け、その痰が気管カニューレを詰まらせて窒息する危険があるのです。

そのため、ネブライザー（去痰薬を噴霧し排痰を促す装置）で加湿して痰を柔らかくし排出しやすくしたり、吸引しても除去しきれないときは、気管支鏡で除去したりする方法があります。しかし、医師や看護師の認識不足から適切な呼吸管理がなされず、痰による窒息事故が後を絶たないのです。

患者家族が訴えても医師を呼ばない看護師

看護師による痰吸引中に吸い上げた痰の塊により、気管カニューレが詰まり窒息死した70代後半の男性がいました。男性は高齢ですが、現役の実業家でした。ゴルフ中に喉に痛みを覚えて大学附属病院を受診し、頸部膿瘍と診断されました。目前にゴールデンウイークを控えており、病院が長期休診になることを考え、2週間の予定で耳鼻咽喉科へ入院して膿を出す手術を受けることになりました。

喉の手術をすると手術部位が腫れて気道が狭くなるおそれがあることから、気道確保の目的で一時的に気管切開をし、気管カニューレが挿入されました。喉が腫れただけの患者ですから、経過は順調でした。患者は気管切開したため話すことはできませんが、院内を歩き回ったり、見舞客の対応をしたり、部下にホワイトボードを使って仕事の指示を出したりと、とても元気に過ごしていました。

ところが術後5日目の夜7時30分ごろ、A看護師が気管カニューレから痰を吸引し始めたところ、男性患者が窒息しそうになりました。そばで様子を見ていた妻が「もう一度痰吸引をしたら窒息死してしまう」と心配し、A看護師に医師を呼ぶように頼みました。

するとA看護師は「先生はもう帰りました」と言います。妻が再度「救命救急科の先生ならいらっしゃるだろうから、呼んでください」と頼みましたが、A看護師は「耳鼻咽喉科の先生の許可がないと救命救急科の先生を呼べません」と対応します。それでも妻が患者の異変を心配し、再度「耳鼻咽喉科の先生に電話をして救命救急科の先生の診察を受ける許可をもらってほしい」と頼んだところ、ようやくA看護師は「わかりました」と言って退室しました。

しばらくしてA看護師が戻ってきました。妻が「耳鼻咽喉科の先生の許可をもらったのか」と尋ねると、A看護師は「先生に報告したところ、度々痰を取れば大丈夫と言われた」と答え、痰吸引を中断したまま退室してしまいました。

そして夜9時ごろ、今度はB看護師が来室し、痰吸引をしようとしました。妻はこれまでの経過を説明しましたが、B看護師も「度々痰を取れば固まらないと先生に言われました」と答えます。そのため男性患者も妻も「先生がそうおっしゃるなら仕方がない」と、B看護師が痰吸引をするのを許しました。これはあとでわかることですが、いずれの看護師も耳鼻咽喉科の医師には報告しておらず、ナースステーションで看護師同士の申し送りをしたのみでした。患者の妻は「もし看護師が医師に報告していないことを知っていたら、決して痰吸引を許さなかった」と悔しがっていました。

さて、そうしてB看護師が痰吸引を開始したところ、途端に痰の塊が気管カニューレを詰まらせ、患者は喉を掻きむしって苦しがりました。よろよろと個室トイレのほうの壁に寄りかかる姿を見て、B看護師と妻が患者を支え、個室トイレの便器に座らせました。しかし、男性患者はすぐに意識を失って動かなくなりました。その間、B看護師は医師を呼ばずにナースコールをし、駆けつけたC看護師はB看護師に酸素ボンベを持ってくるように指示を出しました。

しばらくしてB看護師が酸素ボンベを持ってきましたが、ボンベと気管カニューレの間をつなぐ管がないのに気づき、再度ナースステーションに。B看護師が管を持って戻り、酸素を投与しようとしましたが、気管カニューレは痰が詰まって閉塞していますから、酸素は通りません。そこで初めて看護師はドクターコールをし、数分で医師が駆けつけました。そのときにはすでに男性患者は心停止状態で、心肺蘇生をしたものの、窒息により脳に酸素が行かない状態が続いたため、低酸素脳症となって約1か月後に死亡しました。

看護師は口裏を合わせて弁解

看護師はナースステーションへ酸素ボンベを取りにいき、時間を無駄にしています。さらに、持ってくるべきは強制換気に使う蘇生バッグと、救命救急に必要な道具が入った救急カートでした。医師はドクターコールを受けてすぐに来室しているので、もしも看護師がただちにドクターコールをしていれば、患者は助かったはずです。看護師がいながら痰を詰まらせただけの患者を救えないなど、あってはならないことです。

気管カニューレの内側は痰などで次第に狭くなるため、定期的な交換が必要です。気管切開孔（頸部に開けた孔）は、時間が経過すると固まって気管カニューレの出し入れが容易になります。しかし、気管切開術後1週間以内は孔が固まっておらず、再挿入が難しくなります。そのため、交換しないことが多く、適切な痰吸引が行われないと、窒息の危険が高まるのです。痰詰まりによる窒息事故は気管切開術後1週間に集中しており、その間は特に注意が必要です。

これだけのミスがありながら、病院側は一切の過失を否定しました。「裁判をするならやってくれ」という態度です。それを望まなかった妻は、何の補償も、謝罪すら受けられません。それどころか、事故後の病院側の説明の際、看護師が口裏を合わせて、「医師を呼べとは言われていない」「患者はトイレで用を足してから急変した」などと嘘ばかりつくので、妻は「本当に悔しかった」と話していました。

また、医師から渡された死亡診断書には「気管切開後の合併症による心肺停止」と書かれていました。納得のいかない家族が訂正を依頼し、初めて「痰による気管カニューレ閉塞」と書き直されました。妻が「なぜすぐに蘇生措置をしなかったのか」とC看護師に尋ねたところ、「脳に異常があるといけないのでそのままにしておいた」と答えたようです。妻は素人目にも患者が窒息し、心停止したのは明らかなのに、医学教育を受けたはずの看護師がこんな答えをするのを聞いてあきれたそうです。

本来の病気とは全く関係のない痰詰まりで窒息死しても、病院は過失を認めないことが大半です。患者自身で身を守るしかありませんが、痰吸引は看護師に委ねられており、患者自身にできることは、医師や看護師とのコミュニケーションを良好にすることぐらいしかありません。ともかく注意すべきポイントは次の4つです。

①痰で窒息死することがある
②特に気管切開術後1週間以内が危険である
③気管切開後の痰吸引の重要性を認識していない看護師が多い
④緊急対応できない医師や看護師がいる

この事件のように、看護師に伝言を頼んでも医師に報告しない場合があることから、もし気管切開術後1週間以内に痰が溜まって呼吸困難を感じるようになった場合は、万が一に備えて医師に直接対応をお願いしたほうがいいでしょう。

ケース4　医師は専門外のことは知らない（男性・50代）

誤診から夜間救急受診の翌朝に死亡

患者は50代の働き盛りのサラリーマンでした。数日前から胸痛と背部痛を覚え、急に痛みがひどくなり、夜間救急病院を受診しました。当直医はベテランの外科医で、患者の症状から心筋梗塞と大動脈解離を疑いました。心電図、胸部レントゲン、胸腹部造影CT、血液検査を実施しました。

CT検査の結果、大動脈解離を示唆する所見はなかったのですが、心電図検査の記録紙には自動解析の結果として「心電図ST－T異常」と印字されていました。しかし医師は心筋梗塞に特徴的な波形が見られなかったことから、緊急性がないと判断。男性患者を帰宅させました。

男性患者は帰宅後も胸痛が和らぐことはありませんでした。しかし、医師の「心筋梗塞ではなく緊急性がない」という説明を信じ、痛みを我慢していました。家族がベッドの脇で上体をのけぞらせた状態で男性が死亡しているのを発見するのは、翌朝のことです。解剖の結果、死亡推定時刻は午前4時ごろ、死亡原因は急性心筋梗塞でした。

この事件は病院が「外科医の診断に問題はなかった」と過失を争ったため、第三者である循環器科医にカルテと検査結果を分析してもらいました。結果、心電図の異常は明らかで、男性患者は救急外来受診時には不安定狭心症という心筋梗塞の一歩手前の状態にありました。急性心筋梗塞の死亡率は30％程度で、大半は病院へ到着する前に死亡しますが、病院へ到着できた症例の死亡率は10％未満とされています。※ 男性患者は心筋梗塞になる前に病院に到着していますから、当直医が不安定狭心症の診断を誤らず、循環器科医に連絡し入院させるか、循環器専門病院へ転院させていれば患者を救えたことがわかりました。病院は第三者である循環器科医の医師意見書の内容を真摯に受け止め、過失および因果関係ともに認めたため、遺族との間に示談が成立しました。

※　杉本恒明、矢崎義雄総編集『内科学　第九版』５０３頁（朝倉書店２００７）

医師は専門外のことはほとんど知らない

なぜ、このようなことが起きてしまったのでしょうか。

当直医のベテラン外科医は、学生時代に不安定狭心症を勉強したはずです。しかし、専門外のことに疎くなるのは世の常で、すっかり忘れていたようです。一般の方は医師なら何でも知っていると思いがちですが、専門外のことはほとんど知らないと考えたほうがいいでしょう。私は医療法律相談を受ける際に、事前に医師と相談することが多々あります。その際、たとえば脳神経外科の医療事故をほかの科の医師に尋ねても「専門外でわからない」と言われるのが関の山です。循環器科の事件を消化器科の医師に相談してもやはり

「専門外」との答えが返ってきます。そうした経験から私は「医師は専門外のことはほとんど知らないのだな」と実感しています。

何が言いたいかといえば、「医師にすべてお任せ」という姿勢ではダメだということです。自分の身を守れるのは自分だけ。体にいまだかつて経験したことのない異常を感じたら、自分の直感を信じ、医師に遠慮をしないで入院や転院を希望するなり、救急車を頼むなりするのが賢明です。患者は体調がひどく悪いのに、診察のときは緊張しているためか、「大丈夫です」などと医師に言ってしまいがちです。

しかし、顔を見ただけで病名がわかる医師は映画やテレビの中だけで、実際は重症感があるとか典型的症状を訴えるなどしないと重大な疾患が見落とされることがあります。診察のときは大げさなくらいが丁度よく、我慢をしないで症状を伝える努力をすべきです。もし持病があれば日ごろから典型的症状を調べておいて、診察のときに伝えられれば医師の見落としは減るでしょう。この事件では、もしも男性患者が病院から帰宅後に救急車を呼んでいたら助かっていたかもしれません。しかし、当直医から緊急性がないと告げられたため痛みを我慢してしまいました。夜間救急病院を受診したことで、かえって救急車を呼ぶチャンスを奪われる結果になってしまったのです。

ケース5　検査中の腸穿孔で緊急入院（男性・50代）

大腸に入れるはずのバリウムを骨盤内へ注入

　患者は50代の男性でした。勤務先の定期健康診断で便潜血反応が陽性となり、大腸がんの精密検査を受ける目的で相手方病院を受診し、注腸造影検査を受けることになりました。注腸造影検査とは、肛門から細い管を入れて造影剤（バリウム）と空気を注入し、大腸の輪郭をレントゲンで撮影。そして腸壁の変形などの異常がないかを調べる検査です。この検査で診療放射線技師が肛門から管を入れる際に大腸を穿孔し（穴を開けること）、誤って大腸に入れるはずのバリウムを骨盤内へ注入してしまいました。技師も検査後にレントゲン写真を見た医師もそれに気づかず、患者をそのまま帰宅させました。患者は技師が肛門から管を挿入したときから激痛を感じていましたが、注腸造影検査は初体験でした。「こんなものか」と我慢して帰宅したのですが、痛みは増すばかり。眠れない夜を過ごしました。

　そして翌日、救急搬送された患者はバリウムによる急性汎発性腹膜炎を起こしており、直腸切除および人工肛門造設の緊急手術となりました。穿孔性腹膜炎のうち注腸造影検査により生じるバリウム腹膜炎は最も重篤で、腹腔内へ漏出したバリウムは腹膜全体に付着し、細菌感染を助長します。死亡率22%という報告もあり、患者が手遅れにならずに済んだのは不幸中の幸いです※。

九死に一生を得た男性患者でしたが、もしもその患者が検査の後、我慢せずに医師に痛みを訴え、原因解明を強く求めていたらどうだったでしょうか。腸穿孔によるバリウムの骨盤内注入が早くに発見されていれば、症状も後遺症もより軽かった可能性があります。ケース4でもお伝えしましたが、自分の体のことは自分が一番よく知っています。症状の伝え方は大げさなくらいが丁度よく、痛みや異常を患者が医師にはっきり伝えないと見落とされ、手遅れになる危険があるので注意が必要です。

※ 清水輝久、下山孝俊、中越享ほか「バリウム腹膜炎症例の検討」腹部救急診療の進歩8　419～422頁、1988（バリウム注腸造影検査により生じたバリウム腹膜炎9例の報告）

※ 池沢輝男、長谷川洋、前田正司ほか「Barium Peritonitisの2治験例」日臨外会誌44　1477～1482頁、1983（注腸造影の際、直腸憩室を穿孔しバリウム腹膜炎を生じた症例、および、胃透視の際、十二指腸球部前壁を穿孔しバリウム腹膜炎を生じた症例）

※ 安藤勤、大塚敏広、原田雅光ほか「転移性肝がんと鑑別が困難であった炎症性肝肉芽腫1例」日臨外会誌62　1481～1486頁、2001（バリウム注腸造影検査で腸穿孔しバリウム腹膜炎を発症、バリウムが肝内へ侵入し炎症性肝肉芽腫を生じた症例）

医療ミスによる後遺症に対する病院の責任

救急搬送された男性患者は、穿孔した腸管から骨盤内に注入されたバリウムを除去するために、大量の温生理食塩水による腹腔内洗浄が行われました。しかし、完全には除去できず、レントゲン検査もCT検査もできない体になってしまったのです。バリウムの影響で検査を実施しても全体が白く写り、骨盤内の状態を観察することができないからです。

また、異物であるバリウムは強い炎症性変化を引き起こすので、腸管がせばまり、内視鏡検査もできなくなりました。がんの精密検査目的で受けた検査によって、今後はがんをはじめ、疾病の早期発見ができなくなってしまったのです。

さらには、仮に将来がんになっても残留バリウムによる骨盤内炎症で手術は困難になり、患者は将来の不測の事態への不安を抱えながら生きていかなければなりません。こうした将来の不測の事態について、病院はどう責任を取るのでしょうか。

この事件では将来の不測の事態を金銭的に評価することができないため、示談交渉のときに不測の事態が起きた場合の治療保証条項を和解書に入れるよう病院に要請しました。しかし、病院側はそれに応じませんでした。やむなく「示談成立後に不測の事態が生じたときは、別途協議する」旨の条項を和解書に入れるよう要請しました。しかし、これにも病院側が応じなかったため、その時点で算定可能な賠償額で示談せざるを得ませんでした。

もっとも、示談当時に予想できなかった再手術や後遺症が後日発生した場合に、被害者がその損害賠償を請求できるとする判例があります（最判昭43年3月15日）。ただ、不測の事態が起きたときに患者が裁判を起こすのは大変な負担になります。何より、医療ミスを起こした病院の誠実な対応が望まれます。

ケース6　研修医による医療事故（男性・70代）

意識不明の状態でも指導医は患者を診ずに判断

患者は70代の男性でした。これまでに心臓にできた血栓（血のかたまり）が飛んで脳血管を詰まらせる脳梗塞（心原性脳塞栓症といいます）にかかったことがあり、脳梗塞の再発予防のため相手方病院に定期通院し、血液をさらさらにするワーファリンの投与を受けていました。そんななか、患者は自宅で左半身麻痺が現れ、病院へ救急搬送されました。MRI検査で右中大脳動脈という大きな血管が閉塞したことによる右大脳半球の広範囲な梗塞が認められました。心電図検査で心房細動（不整脈の一種）が見られたことから心原性脳塞栓症と診断され、患者は神経内科に入院となりました。入院中、ワーファリンは投与されませんでした。

患者は徐々に回復していましたが、入院から1か月ほどしたある日、看護師が来室すると意識不明の状態に陥っており、前回と反対側の右半身麻痺や呼吸状態の悪化が見られました。看護師から報告を受けた主治医の研修医が指導医に相談したところ、指導医は直接患者を診察することなく「症候性てんかんの疑い」と判断しました。それを受けて主治医の研修医が経過観察にしていたところ、患者は24時間後に心肺停止状態になっているところを看護師に発見され、間もなく死亡が確認されました。

死亡原因を調べるために頭部CT検査を実施したところ、入院時とは反対側の左大脳半球に広範囲な脳梗塞が認められ、脳ヘルニアのため呼吸停止に至ったことが判明しました。脳梗塞などの病変が起きると、脳が腫れ浮腫（むくみ）を生じます。脳は頭蓋骨に囲まれスペースがないため、重度の脳浮腫が起きると脳組織は隙間に向かって押し出されます。組織が押し出された状態をヘルニアと言い、呼吸中枢がある脳幹を圧迫して障害すると死に至るため、脳浮腫に対する治療が重要です。第三者である脳神経外科医にこの事件の過失調査をお願いしたところ、「症候性てんかんと誤診して治療をしなかったために脳浮腫が悪化したことが脳ヘルニアによる死亡の原因」とのことでした。

患者の診察を研修医に丸投げ

この事件には、4つの過失があると考えられます。

一つ目は主治医である研修医の検査・診断義務違反です。患者を入院させた後、ワーファリン投与を止めていたのですから、患者の症状から脳梗塞再発の可能性を考える必要がありました。CT検査で脳出血ではないことを確認したら、右半身麻痺の原因として脳梗塞の有無を調べるためにMRIの拡散強調画像（DWI）撮影を実施し、脳梗塞が認められればただちに脳浮腫対策・呼吸管理などの治療を開始すべきでした。

二つ目は主治医の研修医に対する指導医の監督責任です。研修医は医師免許取得後2年間、臨床研修プログラムに沿って、各科をローテーションします。本件の主治医は2年目の研修医で、神経内科に配置されたばかりでした。カルテによると指導医が回診や病状説明に立ち合うことはなく、患者の診療は研修医にほぼ丸投げにされていました。患者は重篤な状態にあり、指導医は主治医である研修医と一緒に患者の診察に当たるべきでした。

しかし、指導医は患者が脳梗塞を再発し急変したあとも直接診察することはありませんでした。このような場合、研修医一人の責任ではなく、指導医も責任を負うべき立場にあります。

三つ目は看護義務違反です。患者は看護師に心肺停止の状態で発見されました。患者はモニター（心拍監視装置）を装着中でしたので、徐脈（心拍数が減少した状態）になった時点でアラームが鳴ったはずです。しかし、看護師がアラームを切っていたか、アラームを無視したかのいずれかで、心肺停止に気づかずに心肺蘇生措置の開始が遅れ、患者を救えなかったのです。仮に看護師の過失がなく、ただちに蘇生できたとしても、患者の病状では数日程度の延命しか期待できなかったでしょう。しかし、患者家族にとっては、たとえ数日であっても、延命できれば最期を看取り、お別れすることができたのですから、かけがえのない大切な時間です。医療従事者は「どうせ助からないから」と放置せず、「患者が自分の家族だったら」という気持ちを忘れずにいてほしいものです。

四つ目は、説明義務違反です（第四章で詳述します）。この事件では脳梗塞再発の危険、それに伴って死亡する可能性があり、仮に助かっても患者に重い障害が残ることを家族に十分に説明する必要がありました。しかし、カルテには患者家族への医師説明についての記載がなく、説明が不十分であったと思われます。

また、経験の浅い研修医では患者家族が納得できる説明をすることは難しく、指導医が立ち会って説明を補足する必要がありました。さらに患者が死亡したあとも家族に十分な説明がなされておらず、カルテにも記載がありません。このような医師らの対応が患者家族に不信感を与え、紛争につながるきっかけになった可能性は否定できません。

同業者の指摘でミスを認めた病院

この事件は当初、別の弁護士が示談交渉を行っていましたが、うまくいかなかったため患者の家族から依頼を受け、途中から私が受任しました。患者が亡くなったあと、主治医の研修医が患者家族に対し「ワーファリン投与を忘れていた」と説明したため、家族も前任の弁護士も「ワーファリンが投与されず脳梗塞を再発させたのが過失だ」と病院側と争っていました。しかし、ワーファリンを投与しなかったことは過失ではなく、争点を間違えていたため、交渉がうまく進まなかったのです。

この事件では脳梗塞後に血管を詰まらせていた血栓が流れて出血する出血性梗塞のリスクがあり、入院中に肝機能障害がみられ止血しにくくなっていたことから、血液をさらさらにして固まりにくくするワーファリンを中止したことも間違いではありませんでした。ただし、主治医の研修医はそのように判断してワーファリンを投与しなかったのではなく、まったく念頭になかっただけだったようです。出血のリスクや肝機能障害が理由でワーファリンを投与しないのであれば、医師は患者家族に対し、ワーファリンを投与しない理由および投与しないことで脳梗塞を再発する危険があることを説明すべきでした。

病院は当初、「重症の脳梗塞に致死的脳梗塞が続発しており、ただちに脳浮腫に対する治療をしても救命は不可能だった」として、一切の過失を否定していました。しかし、第三者である脳神経外科医の医師意見書を提出のうえ、前述の病院側の過失を指摘したところ、患者家族に対する説明が不十分であったと説明義務違反の点を認め、慰謝料５００万円で示談に至りました。

医療事故をめぐり、病院側と多くの示談交渉を経験して思うのは、紛争を裁判にせず早期円満に解決するためには同業者からの指摘が最も重いということです。第三者である専門医がカルテ・画像記録などにもとづき、丁寧に分析調査して作成した医師意見書は説得力があり、病院側が調査結果を真摯に受け止め、示談がまとまることが多いのです。

医療紛争の解決法については第三章で詳しく述べますが、医療事故で患者側に協力してくれる専門医を見つけるのは容易なことではありません。患者家族に協力すれば医師同士で非難される場合もあるでしょう。しかし、医療紛争を早期円満に解決できるのは医師しかいないことを多くの医師にご理解いただき、過失調査や意見書の作成に積極的に協力くださることを願ってやみません。同業者から見て明らかな過失を「過失である」と明確に指摘することが事故の再発防止につながり、よりよい医療の維持発展にも役立つと考えます。

血栓が脳血管を詰まらせ脳塞栓になる

脳卒中、脳梗塞と脳塞栓の違いについても解説しておきましょう。

脳梗塞・脳出血・くも膜下出血など、脳血管の異常で起きる病気を脳卒中といいます。脳梗塞は脳の血管が詰まって脳細胞が死ぬ病気で、脳血栓と脳塞栓があります。脳血栓は血管が狭くなって詰まるもので、脳塞栓は心臓や内頸動脈などにできた血栓が脳血管を詰まらせるものです。心房細動や弁膜症、心筋梗塞など心臓に病気を持っている人は心臓に血栓ができやすく、血栓が心臓から飛んで脳血管を詰まらせると心原性脳塞栓症を起こします。本件の患者も心房細動の持病がありました。

脳梗塞を予防するため、血液をさらさらにするワーファリンなどの薬を服用し血栓の発生を防ぎますが、この治療は半面、脳内出血の発生率を高めるという問題もあります。

ケース7　術後の管理不足により死亡（女性・80代）

ショック状態のまま20時間以上放置され死亡

患者は80代半ばの女性でした。胆のう炎の診断で入院し、腹腔鏡下胆のう摘出術を受けました。術後、呼吸状態が悪く、尿量も少なく、収縮期血圧が60台に低下し、患者はショック状態に陥っていました。

しかし、看護師が何度も主治医にドクターコールをして報告しても、主治医は患者を診察せず、ショックに対する措置はとられませんでした。患者はショック状態に陥ってから20時間以上放置され、患者の家族が見舞いに訪れたときにはナースステーションから最も遠い病室で、低血圧によりモニターのアラーム音が鳴り響いている状態でした。家族は看護師に救急措置を実施するよう何度も求めましたが、看護師は「先生に報告しています」と答えるのみで、1時間半ほどしてようやく医師が昇圧剤の点滴を開始しました。

しかし、患者の状態はさらに悪化して下顎呼吸（瀕死の状態の呼吸）となり、家族はこの病院では患者を死なせてしまうと考え、家族の要請で大学病院の救命救急センターへ緊急搬送されました。転院時の患者は、腹膜炎による敗血症性ショックに播種性血管内凝固症候群（ＤＩＣ）を併発した重篤な状態に陥っており、後医の大学病院で手厚い治療を受けましたが、敗血症により亡くなりました。

家族は患者が治療目的で手術を受けたのに、腹膜炎による敗血症性ショックにＤＩＣを併発した状態になるまで放置され、措置の遅れから死に至らしめたことに憤り、相手方病院に対し術後管理義務違反を理由に損害賠償を請求しました。

これに対し病院側は、過失を否定したのみならず、「患者はもとから重篤な胆のう炎があり、術後の対応如何にかかわらず敗血症による死亡は避けられなかった」とし、治療行為と死亡との因果関係を否定しました。

そこで第三者である消化器外科医に腹腔鏡の手術動画、病理解剖報告書を含むすべての診療記録を調査していただきました。すると治療行為に不適切な点があるだけでなく、不適切な治療と死亡との因果関係も明らかという結果が得られました。調査のポイントは、①手術に手技上の過失はあったか、②術後管理に問題はあったか、③術前に重篤な胆のう炎が存在したかの3点です。

第三者である消化器外科医の意見は、①相手方医師は手術操作の際、胆のうを穿孔し膿性胆汁を流出させてしまいましたが、これ自体は手術の合併症であって手技上の過失ではないが、②その後の洗浄不足・ドレナージの不備および術後管理不足が過失であり、③術前には病院が主張するような重篤な胆のう炎は存在せず、適切な術後管理がなされていれば患者が死亡することはなかった、というのが結論でした。

過失を認めない病院側と示談交渉を3年

ところが病院側は第三者である消化器外科医の意見書提出後も、過失・因果関係を認めなかったばかりか、「転院しなければ救命できた可能性が十分あったにもかかわらず、転院先の救命救急センターの治療が不適切だったせいで患者は死亡した」と反論してきました。手術後に患者が危篤状態に陥ったのは自分たちの診療行為が原因なのは明らかなのに、治療が難しい患者を引き受けてくれた後医に医療ミスの責任を転嫁するとは信じがたい暴挙です。

病院側が過失・因果関係を認めないため、さらに第三者である複数の消化器外科医に再反論の医師意見書を作成していただいたほか、後医である救命救急センターの医師に医療照会（患者の病状に関する質問書を送り回答を依頼すること）も同時に行い、医療照会回答書もあわせて病院側に提出しました。その結果、交渉に3年以上かかりましたが、最終的には3000万円で示談することができました。

この事件でも、裁判を回避し、示談による円満な解決に至った決め手は、第三者である消化器外科医の医師意見書と後医である救命救急科医の医療照会回答書でした。医療事件は素人が手ぶらで闘っても交渉はうまくいきませんが、専門医による詳細な過失調査を経て医学的問題点を明らかにすることにより早期円満解決につながることが多いのです。この事件では示談交渉に3年以上かかっているのにどこが早期解決だと叱られそうですが、医療事件では交渉に3年かかることは珍しくありません。特に損害賠償額が高額になるほど時間がかかります。示談交渉が不調に終わった場合、さらに裁判で2～3年かかることを考えれば、3年かかっても示談がまとまれば早期円満解決と言っても許されるのではないでしょうか。

患者が高齢であるがために放置される現実

医療法律相談で「高齢の親が病院で見殺しにされた」という相談を受けることは珍しくありません。詳しく話を聞いてみると老衰で亡くなっており、医療ミスとは言えない場合が大半ですが、なかには患者が高齢であるために放置されたケースもあります。この事件のように、高齢の患者であっても手術をするということは、生かすことが目的です。術後管理は患者の年齢にかかわらず、適切に行う必要があります。

しかし、この事件の患者の看護記録には、看護師が主治医にドクターコールをし、収縮期血圧が60台に低下し尿量が少ないと報告したところ、医師が「『もうそのままだね』と答えて指示を出さなかった」とあります。数時間後、再度看護師がドクターコールをして患者の状況が悪化していることを伝えましたが、看護記録には「『あとで行くから』と答えて指示を出さなかった」と記録されています。主治医が患者の治療を放棄していたことが窺えます。医師が患者の状態が悪くなったことを知りながら診察をしないのであれば、そもそもなぜ手術をしたのかと思います。手術をして治療費を得るのが目的だったのでしょうか。看護師は医師の態度がよほど腹に据えかねたのか、看護記録に記録を残していました。とはいえ看護師も主治医に報告しただけで、何の措置も講じず患者を放置していますので、患者を看護すべき注意義務に違反しているといえます。

患者が高齢の場合、あってはならないことですが、現実には「高齢だから亡くなっても仕方がない」という暗黙の了解が医療従事者のなかにはあり、放置するケースもあります。高齢の患者にとっては恐ろしい話ですが、放置されないためには、患者や家族が医師や看護師とできる限りコミュニケーションを取り、入院加療の目的が「看取りではない」ことをはっきりと伝えることが大切です。

余談ですが、この事件の主治医は外科部長のベテラン医師でした。この医師の若いころを知る外科医によると、かつては仕事熱心で優秀な外科医だったそうです。それがなぜ患者の診療を放棄する医師になってしまったのか、残念に思います。

第二章　医療事故は「患者力」で防げる

第一：医療事故からどうやって身を守るか？

医療事故は身近に起こり得ます。決して他人事ではないことを、第一章で感じ取っていただけたかと思います。同時に、患者側が気をつければ防げた事故があることも、事例を読みながら感じていただけたのではないでしょうか。そこで医療事故から身を守るために必要な４つの心構えを解説したいと思います。

患者の心構え①　医師任せにしない

医療ドラマでは、脳外科も心臓血管外科も消化器外科も、科を問わずあらゆる手術をこなしてしまうスーパードクターが登場します。しかし現代医療は専門に特化しており、どんなことにも詳しく、どんな手術もできる医師などいません。医師は万能ではなく、専門以外のことはあまり詳しくないのが実情です（第一章のケース４）。

また、専門分野であっても先入観から医療ミスをする医師もいれば（ケース１、ケース２）、知識や経験のない研修医に診療を丸投げにする医師（ケース６）、ベテランであっても患者を診察しない医師もいます（ケース7）。患者が医師にすべてを任せきりにするのはとても危険です。自分の身を守れるのは自分しかいないという心構えで積極的に病気と向き合うことが大切です。

患者の心構え②　病気を知る

医師任せにしないためにも、まずは自分や家族の病気を知ることが大切です。体調不良で病院に行くと医師に症状を伝えますが（問診と言います）、緊急の措置が必要な病気であるにもかかわらず、外見上は重症感が見られなかったり、夜間外来で専門外の医師や知識・経験の少ない研修医が当直医だったりすると、見落とされて手遅れになる可能性があります。そんなとき、患者に病気の知識があり、典型的な症状をキーワード（たとえば「前胸部の締めつけられるような痛みの持続」は急性心筋梗塞の典型症状です）を用いるなどして医師にうまく伝えられれば、医師による見落としを防げる可能性も高くなるでしょう。

入院して外科手術を受ける場合は、事前に手術説明があり手術同意書への署名捺印が求められます。しかし、治療方法や手術を受けた場合、あるいは受けない場合のリスク、複数の治療方法があるときは各々のメリットとデメリットについての知識が患者側にないと、医師から説明をされても理解できません。治療を受けるか否か、受けるとしていつ受けるか、どの方法を選択するか、それらすべてを医師に言われるがまま受けることになり、失敗したときに後悔することになります。医療ミスが起きても、医学の知識がまったくなければミスだとは気がつかず、本来受けられたはずの正当な補償を受けられない可能性もあります。

医学のことは難しくてわからないと最初から諦めるのは、もはや時代遅れです。一般向けのわかりやすい医学情報がテレビ、新聞、雑誌、インターネットなどに溢れています。調べようと思えば、容易に調べられる時代です。もちろん情報を取捨選択する必要はありますが、少なくとも自分の持病や血縁者に多い病気（家族歴と言います）については、いざというときのために日ごろから典型的な症状や治療方法、複数の治療方法があるときはそれぞれの方法のメリットとデメリット、リスクなどを調べておくべきです。少し注意すれば防げたような医療事故は、敵（病気）を知り己（持病・健康状態）を知れば百戦危うからず、とまでいかなくとも、医師にお任せにするよりは格段に防げるでしょう。

患者の心構え③ 我慢しない

「患者の顔を一目見ただけで病名がすぐにわかる」というのは、テレビドラマや映画のなかだけの話です。患者の見た目が元気そうで重症感がない、病気に典型的な症状が揃っていないなどの場合、本当はただちに入院加療が必要であるにもかかわらず、医師が異常なしと判断して帰宅させ、その結果、手遅れになることがあります（第一章のケース4）。

病院に行くと緊張してしまうのか、体調が本当はひどく悪いのに元気そうに振る舞ってしまったり、医師に「大丈夫です」「よくなってきました」などと心にもないことを言ってしまったりする人も少なくありません。これでは自分で自分の身を危険にさらすようなものです。医師に病気を見落とされないためには、とにかく我慢しないことが大切です。自分の症状を正しく医師に伝える努力をすることはもちろん、多少大げさなくらいが丁度いいかもしれません。異常を感じるのは本人だけですから、たとえ医師に緊急性がないと言われても鵜呑みにしないことです。必要と思えば入院を強く要請したり、専門病院を受診したり、帰宅後に症状が悪化したときは救急車を呼ぶなどするべきです。

手遅れになる前に病院にかかったのに、医師に症状をうまく伝えられず病気を見落とされ、自分の直感を無視して我慢したばかりに命を落としてしまう医療事故が後を絶ちません。すぐに治療していれば助かっていただけに、本人にも遺族にも悔いが残ります。

患者の心構え④　コミュニケーション力を磨く

入院中の医療ミスでは、看護不足（第一章のケース3）や研修医に対する指導医の監督不足（ケース6）、術後管理不足（ケース7）から患者の異常が医師や看護師に見落とされるケースがありました。この場合、患者とその家族が自力で医療事故を防ぐのは難しいのですが、できることはあります。常日ごろから医師・看護師と良好なコミュニケーションを取り、定期的に診療経過の説明を求め、説明がわからなければ患者側から積極的に質問して診療について共通認識を持てるようにすることで、患者が放置されることを防げる可能性があります。病院は少ない人数で多数の患者を診ているので、意図しなくとも結果的に患者が放置されることは避けられません。しかし、日ごろから良好なコミュニケーションを取っている患者や家族は、医療従事者からおのずと関心を持たれ、異常に気がついてもらえる確率も高まるでしょう。

第二：いい病院の選び方

医療事故から身を守るためには、いい病院にかかることが大切です。とはいえ、どんな病院がいい病院なのか、なかなかわからないと思います。次にいい病院探しのポイントを4つ挙げてみたいと思います。

①治療実績のある病院・医師を調べる

名医かそうでないかを見極めるには、まずは自分の病気がどのようなもので、どのような治療方法があるのかを徹底的に調べることが大事です。そして、病気について基礎知識を身につけたら、次に調べるのは病院や医師の「治療実績」です。治療の場数を踏むことで技術が向上し、維持されるため、いい医師を見極める一つの指標になるでしょう。自宅や職場からの通いやすさを中心に候補施設を絞り込みがちですが、ぜひこの点にも注目してください。病院のホームページ上に年間の治療件数を公表している医療施設もありますし、インターネットや書籍・雑誌などで様々な角度から病院ランキングも発表されています。

また、大事なのはいい評判だけではなく、インターネットで「○○病院、裁判」などのキーワードを入れて検索し、悪い評判がないかを調べることも大切です。

②設備、環境、看護師の態度は大丈夫？

治療実績に加えて設備が整っているかどうかも重要な視点です。最新の医療機器が揃っているか、希望する治療を受けられる医療機器があるかなども事前に調べておくといいでしょう。ホームページでどのような医療機器があるかを公開している医療機関も多く、比較的調べやすいと言えます。

もう一点、いい病院を見極めるうえで重要なのが病院の雰囲気や看護師の態度です。施設が古くても患者に優しい雰囲気のいい病院がある一方、建物は立派だけれど「患者を大切にしていないのでは」と首をかしげるような病院もあります。

また、医療法律相談を受けると看護師のコミュニケーション力不足が原因でトラブルになっているケースが多く、看護師への不満を述べる患者家族が少なくありません。「ナースコールをしても来てくれない」「家族がナースステーションまで看護師を呼びにいったら担当ではないと断られた」「患者が危篤状態で心配している家族の前で看護師が笑い声を上げておしゃべりをしていた」「患者や家族に対し失礼な言動をとった」などなど、数え上げればきりがありません。

逆に、患者に優しく丁寧に接するなど、患者を大切にする仕事熱心な看護師が揃っている病院の場合、医療事故が起きても遺族から「本当によくしてもらった」と感謝され、紛争になりにくい傾向にあります。

③いい病院、最悪の病院

医療ミスが起きて患者が亡くなったとき、多くの遺族が真っ先に望むのは真相解明であり、次に医師や病院の真摯な謝罪と、再発防止のための具体策であり、最後が適正な補償です。遺族は、なぜ患者が亡くなったのか、どのようにして亡くなったのかを知らされなければ納得できず、患者の死を受け入れられません。

逆に医療ミスを起こしても、医師が遺族に事故原因を丁寧に説明して真摯に謝罪し、病院が適正な補償をすれば紛争は早期に円満解決します。最悪の病院の場合は、明らかな医療ミスにより患者を死亡させてもミスを認めようとせず、事故原因も説明せず、遺族に謝罪も補償もしません。遺族は事故後にも心ない病院の対応により2次被害を受けることになります。最悪の病院は、事故を隠蔽し闇の中に葬り去るため事故を繰り返し、患者の死が生かされることはありません。

こうした最悪の病院は、医療事故の新聞記事を読み解くとすぐにわかります。新聞に時々、医療事故の記事が載っています。まずは事故発生日、患者の年齢、事故の内容を読みます。もし誰が見ても明らかなミスにもかかわらず、新聞記事に遺族が「損害賠償請求訴訟を起こす方針」「業務上過失致死容疑での刑事告訴も検討」などと書かれていれば、病院がミスを認めないで補償しないばかりか、病院側の遺族に対する対応がかなり悪いことが考えられます。病院がミスを認めて示談の話し合いが進んでいれば、遺族が裁判を起こす必要はなく、賠償額の折り合いがつかないだけでは新聞記事にはなりません。

また、遺族は、医療ミスがあっても損害賠償請求するだけで、医師の刑事責任を追及することは通常ありません。「過失を憎んで人を憎まず」という遺族が大半ですから、「刑事告訴を検討」と記事に書かれていたら、病院側の遺族に対する態度が非常に悪かったことが読み取れます。人間のやることですから事故は起こります。しかし、大切なのは事故が起きた後にどう対応するかです。事故を起こしても補償をせずに遺族から恨まれるような態度を取る病院は、病院の体制自体に問題がある場合が多いです。こうした病院は、裁判に負けないカルテ作りや事故後の口裏合わせなど、事故を隠蔽する誤った方向に安全管理体制を敷いており、再発防止策を講じないため医療事故が繰り返されます。事故が起こるべくして起こる病院の典型といえましょう。医療法律相談でも頻繁に相談を受ける医療事故のリピーター病院がありますので要注意です。

④大病院がいいとは限らない

病院にかかるとき、漠然と大病院のほうがいいと思いがちです。確かに大病院は最先端の医療機器などを揃えており、症例数が多いので場数を踏んだ技術のある医師も多いでしょう。しかし、結論から言うと、大病院だからといって、医療ミスが少ないとは限りません。実際に私は医療法律相談で、ある大学病院の医療ミスの相談を何度も受けます。大学病院は教育を目的としているため、経験に乏しい医師が手術で失敗するなど医療事故数は比較的多いと言えます。すべての大学病院にそうした傾向があるわけではありませんが、一部の大学病院では繰り返し医療ミスが起きています。医療ミスを繰り返す病院の特徴は隠蔽体質にあり、真摯に反省しないため、同じような事故が繰り返されます。これはミスを起こした医師個人のみならず、病院の管理体制にも問題があると考えられます。

もうひとつ、大病院に特有の問題として、その分野の第一人者と認められるために症例数を増やして実績を作りたい医師が、患者に「簡単な手術」と説明して危険性の高い手術や新しい治療法を実施し、事故を起こしてしまうケースがあります。記憶に新しいのは群馬大学医学部附属病院の腹腔鏡下肝切除術で8人が亡くなった事件です。同病院は、事故調査報告書のなかですべてのケースで過失ありと判断したほか、術前、患者に十分なリスク説明を行わず、安全性・有効性が確認されていない保険適用外の高難度手術を実施する場合に必要な院内の倫理審査委員会への申請も行っていなかったと述べています。しかも、8例全例で死因解明のための病理解剖が行われず、診療科から病院への死亡事故報告もなされていません。図らずも、病院の安全管理に対する認識の甘さが浮き彫りとなりました。

第三：危ない医師の見分け方

たとえいい病院にかかっても、そこにいる医師が全員、優れた医師というわけではありません。次に「危ない医師」の特徴を具体的に挙げてみましょう。

危ない医師①　患者と目を合わせようとしない医師

病院の待合室で何時間も待たされたあげく、ようやく順番が回ってきたと思ったら、ろくに話も聞いてもらえず、3分で診察が終わったなどという話は決して珍しくありません。なかには診察中ずっとパソコンに向き合って入力し続けるだけで、一度も患者と目を合わせようとせず、体に触らない医師もいます。それで患者の状態がわかるはずがありません。医師にも「患者が多いので数をこなしたい」「患者の話を聞くのがおっくう」「患者に触りたくない」などの理由があるのかもしれませんが、患者に触れずにコミュニケーションすら取れない医師では、患者の医師に対する不信感は増すばかりです。遅かれ早かれトラブルになるのは目に見えています。逆に、医師が患者の目を見て話し、患者の話を聞き、患者に触れてくれる場合はいい医師の可能性が高いと考えられます。

危ない医師②　セカンドオピニオンを受けさせない医師

患者が納得のいく治療方法を選択するために、病状や治療方針について現在診療を受けている主治医とは別の医療施設の医師に第二の意見を求めることを「セカンドオピニオン」といいます。患者がセカンドオピニオンを希望すると、主治医は診療情報提供書（患者紹介状）と検査データやCT、MRIなどの画像データなどを準備するのが一般的です。患者はこれらを持ってほかの病院を受診し、その医師の意見を聞きます。セカンドオピニオンは、紹介元の病院の資料に基づいてほかの医師が意見を述べることです。別の医療施設で最初から検査や診療を受け直すのは通常の診療であって、セカンドオピニオンとは言いません。

世の中にセカンドオピニオンという言葉が定着し、患者が複数の病院にかかって病状や治療方針を確認するようになってきましたが、いまだにセカンドオピニオンを受けさせない医師もいます。もちろん緊急の措置が必要で、セカンドオピニオンを受ける時間的余裕がない病状のときは仕方ありません。

しかし、緊急性がないにもかかわらず「セカンドオピニオンを受けても結果は同じだ」と、医師が患者の訴えに耳を貸そうとしなかったり、不機嫌になって無視したりすることもあるそうです。医師が患者の希望するセカンドオピニオンを拒否しても罰則などはありません。だからといって患者の要望を無視する医師とは信頼関係が築けず、将来トラブルが起きるのは目に見えています。患者が納得のいく治療法を選択することができるよう、セカンドオピニオンに理解のある医師を見つけましょう。

危ない医師③　入院するまで手術について説明をしない医師

患者が入院するまで手術方法やそのリスクなど、具体的な治療方針や治療内容を説明しない医師がいます。一種の囲い込みのようなもので、患者はセカンドオピニオンを受けたいと思っていても「入院してから詳しく説明する」と言われて入院すると、外出ないし外泊許可を取ってまで別の病院の医師の意見を求めるのは難しく、結局セカンドオピニオンを諦めてしまいます。

しかし、医療事故が起きると、患者や遺族が「別の病院にかかっていればよかった」と後悔することも多く、こうしたことにならないためには遠慮することなく入院前に手術の説明を求めましょう。そして別の医師の意見も聞きたければ、セカンドオピニオンを受けたい旨を明確に医師に伝え、複数の医師の意見を聴いたうえで手術を受けたいと思える医師から納得のいく治療を受けるべきです。

危ない医師④　手術のリスクを説明しない医師

第四章で詳しく述べますが、医師には患者が治療方法などを選択するのに必要な説明をする義務があります。説明義務を単に手術同意書に患者の署名捺印をもらうためのもの程度の認識しか持たない医師が多いのですが、説明義務は患者が治療内容や治療を受けるか受けないか、受けるとすれば、いつ受けるかなどを決定するために必要な情報を提供するのが目的です。患者は医師に対し治療について自己決定するのに必要な情報提供を要求できるわけですから、遠慮しないで理解できるまで説明を求めていいのです。

手術の場合は実施予定の手術の内容とそのリスク、手術をしない場合のリスク、合併症の有無、ほかに選択可能な治療方法がある場合は、その内容と各々の手術方法のメリットとデメリットなどについて説明すべきとされています（厚生労働省「診療情報の提供等に関する指針の策定について」２００３年）。

ところが実際は、医師が手術をしなかった場合のリスクや手術のメリットばかりを強調し、手術自体のリスクについて十分に説明せず、緊急の必要性がないのに患者が簡単な手術だと誤解して受けたところ、植物状態になったり死亡したりするケースがあります。

「患者にリスク説明をすると手術を受けなくなるのでは」と心配する医師もいるでしょうが、事前にリスクに関する説明が十分にされていれば、リスクが現実化しても患者家族は想定内ですから理解が得られやすいでしょう。一方、リスク説明が足りず患者家族にとって想定外の結果になったときはトラブルになりやすいのです。

ですから、医師が説明文書を渡しただけで説明しなかったり、手術自体のリスクや手術に伴う合併症のリスクを丁寧に説明しなかったりするときは要注意です。このような医師に当たった場合、患者からリスクの説明を求めるべきですが、患者自身に知識がないと何を聞けばいいのかわからず、説明されてもわからないのでは仕方がありません。自分の病気や治療方法、手術のリスクなどは事前に調べてから医師に説明を求め、手術を受けるか否か、受けるとすればいつ受けるのか、どの方法にするかを決定すべきです。患者が高齢で、自分で調べられない場合などは、その家族が調べ、患者と一緒に医師の説明を聞くといいでしょう。

危ない医師⑤　手術日前に患者と会わない執刀医

患者家族から医療法律相談を受けると、共通する内容があります。それは、手術日の前に執刀医が患者に会っていない点です。執刀医の名前だけは知らされているものの手術前に一度も会わなかったケースや、誰が執刀医か知らないまま手術を受け、術後も執刀医から説明がなく、医療事故に遭った後、家族が患者のカルテを調べて初めて執刀医の名前を知ったというケースもあります。第一章のケース1の左右腎取り違え事件では、執刀医は手術前日に病室に行くと言っていたものの、結局、手術前に患者とは会いませんでした。忙しかったのかもしれませんが、もし手術前に患者に会って話をしたうえで診察していれば、マーキング忘れに気づくなりして左右を取り違えるようなことはなかったかもしれません。

危ない医師⑥「大丈夫ですよ」を連発する医師

危篤状態で回復の見込みがないのに、医師が家族に心配をかけさせないために「大丈夫ですよ」などと言ってしまうことがあります。家族は真に受けて回復すると信じてしまいます。その後に患者が死亡すると、家族にとっては想定外の展開となるので、医療ミスを疑われる結果になります。

厳しい見立てをしておけば、助かれば名医といわれ、仮に助からなくても家族に心構えができているので問題になりません。本当は助からないのに甘い見立てをして家族に期待を抱かせると、かえって医療ミスではないかと疑われてトラブルの原因になります。はたから見ても危ない状態なのに「大丈夫ですよ」を連発する医師は要注意です。医師は、現在の症状、診断病名のほか、予後、処置および治療方針についても説明する義務がありま す。患者が大丈夫そうに見えなければ、家族は医師に詳しい説明を求めたほうがいいでしょう。

第四：医療情報をどうやって集めればいいのか

医療事故から身を守るには、患者が病気を知ることが大切と述べてきました。ここでは病気や治療方法の調べ方について解説します。

医療情報を集める際の注意点

医学情報を調べるといっても、もちろん、情報を取捨選択する必要があります。特にインターネット上に溢れる情報は膨大で、何が正しいのか見極めることは難しいでしょう。なかには、情報を切り張りしただけの、いい加減な医療情報サイトもあります。記憶に新しいのは、DeNA社が運営する医療情報サイト「WELQ」の閉鎖事件です。同サイトでは1文字1円ともいわれる安い単価で仕事を請け負うWEBライターが記事を作成し、大量の記事を日々配信していました。当然、1文字1円という単価で請け負うライターですので、専門的な知識を持ったプロのライターは皆無と言っていいでしょう。掲載されている記事の多くが、ネット上の記事を切り張りしたものが多く、専門家の指摘などを受け、社会問題化しました。

また、週刊誌などは、どうしても読者の目を惹きつけるため、一部のリスクを大げさに取り上げる傾向があり、これも注意が必要です。匿名の証言（たとえば、「医療関係者は話す」などの情報）が多かったり、無署名の記事が多かったりする場合などは、特に注意して読むようにしてください。

学会や大学病院のホームページは情報の宝庫

では、具体的にはどんな情報を探せばいいのでしょうか。インターネットで調べる場合は疾患ごとの「ガイドライン」が役に立ちます。「病名　ガイドライン」と入力すると検索できます。たとえば「大腸がん　ガイドライン」と入力すると、大腸がん研究会のホームページから「大腸がん治療ガイドライン」を参照できます。

また、日本循環器学会、日本脳卒中学会など、診療科ごとに学会があり、それらのホームページを検索するのも有益です。たとえば日本脳神経外科学会のホームページには「一般の方へ」というサイトがあり、そこから「脳の知識」や「疾患情報ページ」にアクセスできます。

そのほか、大学病院などのホームページには、診療科目ごとに病気や治療方法を詳しく解説しているものがたくさんあります。難病については「難病情報センター」のホームページにアクセスし、指定難病の解説を読むことができます。一般利用者向けと医療従事者向け両方の解説とQ&Aも載っています。薬の副作用が問題になるときは、インターネットで薬の添付文書を入手し内容を確認します。「薬剤名　添付文書」と入力すると検索できます。

書籍で調べる場合は、医学書院の標準シリーズ（「標準脳神経外科学」「標準整形外科学」など）、朝倉書店の「内科学」がわかりやすく、お薦めです。そのほか、定評のあるものとしては医学書院の「今日の治療指針」、「今日の診断指針」があります。

医学専門の出版社の発行物は専門用語が多く、一般の人には難しいかもしれませんが、少なくとも持病や血縁者に多い病気（家族歴：本人が特定の病気にかかるリスクがわかります）については、いざというときのために日ごろから典型的な症状、治療方法、また、複数の治療方法があるときは、各々の方法のメリットとデメリット、リスクなどを調べておくといいでしょう。

第三章　医療紛争をどう解決すればいいのか

第一：医療法律相談の9割は医療事故ではない

第一章で医療事故と医療ミスの違いを説明しましたが、実は医療法律相談の9割以上がそもそも医療事故ではありません。

さらには、医療事故にあたるのは残りの1割弱ですが、そのうち医療ミスの可能性があるものはごく一部にすぎません。なぜ、9割以上の患者や遺族は、医療事故ですらないものを医療ミスだと誤解してしまうのでしょうか。

医療ミスと誤解する理由① 医師のコミュニケーション不足

医師のなかには患者と目を合わせなかったり、患者や家族の話を遮って話をさせなかったり、患者が質問をすると不機嫌になってしまうなど、診療に関する説明をする以前に、そもそも患者とコミュニケーションを取らない、あるいは取れない人がいます。これでは患者や家族の医師に対する不信感は増すばかりで、いずれトラブルになるのは目に見えています。患者と良好な関係を築ける医師は、トラブルが少なく多少診療に問題が生じても患者との信頼関係から紛争にならない傾向があります。医師が患者とのコミュニケーションの大切さを認識し、コミュニケーション力を高めれば、ほとんどの医療紛争は防げるかもしれません。

医療ミスと誤解する理由②　医師の説明不足

医師は患者に対して診療内容を丁寧に説明する義務があります。患者は、治療を受けるか否か、受けるとしてどの治療方法をいつ受けるのかについて自ら決定する「自己決定権」を持っています。医師は、患者が診療に関し自己決定をするための情報を提供する必要があるため、医師が説明すべき内容や程度は患者の症状や理解度によりケース・バイ・ケースとなります。医師の説明が不十分で、患者からお願いして初めて説明をするといった態度を取っていると、当然、患者や家族は不信感を抱きます。そして医師の説明不足から患者や家族が想定していなかった事態が起きると、医療ミスだと誤解されてしまうのです。

医療ミスと誤解する理由③　医師の「大丈夫ですよ」発言

第二章の「危ない医師の見分け方」⑥でも解説しましたが、患者が危篤に陥ったとき、医師が家族を励まそうとして「大丈夫ですよ」と声をかけることがあります。医師は患者が助からないことをわかっているのですが、家族は医師から「大丈夫ですよ」と言われると「助かるのだ」と受け止めてしまい、患者が亡くなると医療ミスだと誤解してしまいます。

逆に医師が当初から家族に予想される結末を説明していれば、医療ミスを疑われることはありません。医療事故だと誤解されるのは家族にとって想定外の展開の場合ですから、医師は正確な情報を丁寧に説明する必要があり、助かる見込みがないのに「回復するのでは」と期待を抱かせるような言葉をかけるのは避けるべきです。医師は「大丈夫ですよ」のような安易な発言が医療紛争を招くことを理解し、患者家族に対する説明の重要性をより一層認識する必要があります。

医療ミスと誤解する理由④ 後医問題

医療ミスはないのに後医（あとでかかった病院の医師）が医療紛争を引き起こすことを「後医問題」といいます。患者が手術などの治療を受けた後、転院して別の病院で治療を受けることがありますが、あとでかかった病院の医師のひと言がきっかけで、患者が医療ミスに遭ったと誤解することが多いのです。相談を受けるたび、なぜ後医は無責任な発言をするのかと思います。リップサービスなのかもしれませんが、後医が前の病院で医療ミスがあったと患者に誤解させるような発言をすると、患者や家族は疑うことなく医療ミスがあったと信じ、慌てて法律事務所に駆け込むことになります。医師は何げないひと言が医療紛争を引き起こすことを認識し、安易に前医を批判しないよう十分に気をつけなければいけません。

医療ミスと誤解する理由⑤　看護師の態度

看護師の態度が原因で医療紛争を引き起こすこともあります。特に患者が亡くなった場合、「入院中にナースコールをしても看護師が来てくれなかった」「担当ではないと言って対応してくれなかった」「患者が危篤状態なのにナースステーションから看護師の笑い声がした」など、看護師の態度に遺族が不満を積もらせ、病院に対して看護師の態度の是正を申し入れたいとの思いが発端となり、医療紛争に発展する場合があります。

第二：なぜ病院が過失を認めているのに裁判になるのか

医療ミスといえば裁判を想像する方が多いかもしれませんが、病院が過失を認めている場合は示談が成立し、裁判にならないケースが大半です。ではなぜ、病院が過失を認めているのに裁判になるのかといえば、実は事故内容とは関係のない理由があります。医療裁判というと、多くの方は患者や遺族の意向で裁判になっているというイメージをお持ちだと思います。しかし、患者や遺族が病院に対して望むのは、①真相解明、②謝罪、③真摯な反省に基づく事故の再発防止、④適正な補償です。一日も早く気持ちの整理をつけ、新たな人生を歩みだすため、紛争の早期円満解決を最優先に考える方が多いのが現実です。医療裁判は費用も時間もかかるうえに、勝てる保証もありませんから、むしろ裁判は避けたいという方がほとんどです。

ではいったい、誰が裁判を仕掛けているのでしょうか。

裁判になる理由①

裁判を仕掛ける病院弁護士

示談交渉では患者が弁護士をつけた場合、患者弁護士が病院長宛てに受任通知を送ることから始まります。病院弁護士から患者側へ受任通知が届き、病院弁護士から患者側へ面談の申し入れがあります。その初顔合わせの際、9割以上の病院弁護士から「裁判を起こしてほしい」と言われます。なかには意図的に患者や遺族の気持ちを逆なでするような発言をして、裁判を起こさせようとする病院弁護士もいます。示談が成立する案件は病院サイドが当初からミスを認め、早期円満解決の方針であったことを示していますが、病院弁護士が病院の意向に沿って早期円満解決に協力することは珍しいと言っていいでしょう。病院はまさか自分の弁護士が患者に裁判を起こさせようとしているなんて夢にも思わないでしょうが、これが現実なのです。

なぜ、病院弁護士がこのような対応を取るのでしょうか。それは、裁判になれば着手金が入り、病院弁護士の利益になるからです。病院弁護士のなかには患者側との示談交渉に一切応じない方針の弁護士もいます。このような病院弁護士に当たると、患者側は裁判を起こさざるを得なくなります。医療事故が頻発する病院では病院弁護士に事件を丸投げすることが多く、過失が明らかなケースでも示談交渉に応じない方針の弁護士が病院の代理人になると裁判になります。病院はこうした実態を知らず、患者に訴えられたと思っているのでしょうが、実際は病院弁護士が裁判を起こさせていることが多々あります。

病院は医療事故が起きたとき、事故原因を検証して事故の再発防止につなげるとともに、過失が明らかで損害賠償すべき場合には、病院弁護士に対して早期解決を図るように明確に指事する必要があります。弁護士に丸投げすると、示談で収まる話もまとまりません。

裁判になる理由② 賠償額が折り合わない

病院側が過失を認めているのに裁判になるほかの原因は、損害賠償額で合意ができないケースです。損害賠償額は裁判所基準の算定方法があり、計算方法を知っていれば誰が計算してもほぼ同じ金額になります（第五章で詳述します）。そのため、患者弁護士は病院側から裁判所基準に近い損害賠償額が提示されれば示談に応じます。

しかし、患者や遺族のなかには「裁判を起こしたほうが損害賠償額が増える」と勘違いしている人が多いのが現状です。示談でも裁判でも損害賠償額は変わらず、病院側から裁判所基準の損害賠償額が提案されているときは裁判をする意味がありません。

逆に裁判をすると、裁判費用や弁護士の着手金、そのほか私的鑑定意見書料などの費用がかかるため、かえって受け取れる金額が目減りします。裁判の結果、示談交渉段階で病院側が提示した額より少ない損害賠償額が認定されることもあります。示談交渉で病院側が裁判所基準額の提案をしたのに患者弁護士が提訴したりすれば、裁判官は「忙しいのに何をやっているのだ！」と、患者側への印象が悪くなることでしょう。

一方、病院側が裁判所基準より大幅に少ない金額の提案しか行わない場合、患者は示談に応じることができず、提訴せざるを得なくなります。病院側は裁判所基準の損害賠償額を提示すれば示談がまとまるにもかかわらず、なぜ少ない額を提示するのでしょうか。その理由は病院弁護士と病院が加入する保険会社にあります。病院は医師損害賠償責任保険に加入しているため、医療ミスが起きて損害賠償の必要が生じても、それを支払うのは保険会社です。病院にとって、損害賠償額がいくらかは関係ないのです。病院にとって大切なのは金額ではなく、一日も早く医療紛争を解決し、医師や医療従事者が業務に専念できるようにすることです。

しかし、ほとんどの病院弁護士は残念ながらそうした「病院の利益は何か」ということを全く理解していません。一般の事件の場合、加害者側弁護士にとっての依頼者の利益は損害賠償額を減らすことなので、医療事件でも同じように損害賠償額を減らせば病院の利益になると勘違いしているのではないでしょうか。さらには、患者側の請求額から減額させた額の何割かが弁護士報酬となるため、損害賠償額を減らしたほうが病院弁護士の利益になります。なるべく損害賠償額を減らしたいのは保険会社も同じですから、医療事件では病院弁護士と保険会社の利害が一致するのです。

病院側が過失・因果関係ともに認めている場合、損害賠償額が争点となりますが、損害賠償金を支払うのは保険会社です。患者弁護士は直接保険会社と交渉することができないため、病院弁護士を介して保険会社に裁判所基準の損害賠償額を支払うよう要求します。患者弁護士は保険会社に損害賠償金を支払わせるために医師意見書や診断書、検査所見など、様々な説得材料を病院弁護士に提供し、病院弁護士から保険会社を説得するよう働きかけます。しかし、病院弁護士が「病院の利益は何か」を理解せず、収益を優先して保険会社を説得しないこともあります。そもそも、保険会社を説得する能力がなければ、損害賠償額で折り合えず裁判にならざるを得ません。

医療事件では示談がまとまるまでに3年以上かかることも珍しくありません。それは病院弁護士が損害賠償額を減らすことに躍起になって駆け引きをすることがなければ必要のない時間です。もし病院弁護士が短期間で裁判所基準の損害賠償額を提示したら、その弁護士は紛争の早期解決という病院の利益（これは同時に患者の利益でもあります）を理解し、己の利益より病院の利益を優先する素晴らしい病院弁護士と言えます。ただし、私がそうした病院弁護士と出会えたのはほんの数人です。真に病院の利益を理解する病院弁護士が増えれば、医療紛争の多くは早期に円満解決することでしょう。

第三：医療訴訟の現状

病院弁護士が裁判に積極的になる背景には、医療訴訟で原告患者側が勝訴するのが難しい現状もあります。医療訴訟の現状とその問題点について解説します。

医療訴訟の勝訴率は2割以下

最高裁判所の統計資料によると医療訴訟件数は一時増加傾向にありましたが、平成16年の1110件をピークに減少し、平成21年に732件まで減りました。その後、また増加傾向に転じ、平成28年には878件となっています。診療科別に見ると、内科が22・6%と最も多く、次いで外科15・2%、歯科12・1%、整形外科11・6%、産婦人科6・9%、形成外科が3・3%と続きます。

平成16年を境に医療訴訟件数が減少した理由として考えられるのが、平成16年12月17日に起きた福島県立大野病院事件です。帝王切開術で患者が亡くなった事件で、執刀した産婦人科医師は平成18年2月18日に業務上過失致死の容疑で逮捕されました。福島地方裁判所は平成20年8月20日、産婦人科医師に無罪判決を言い渡しました。医療事故で医師が逮捕されたことに医療現場は大きな衝撃を受けました。福島県立大野病院事件の問題点は医療事故を刑事事件にしたことですが、刑事裁判で産婦人科医師の無罪が確定すると、民事の医療訴訟にまで医療を萎縮させるという批判が高まり、医療訴訟数の減少と原告患者側の勝訴率（認容率といいます）の激減につながりました。

患者側の勝訴率は平成12年の46・9%が最も高く、平成16年まで40%前後で推移し、平成18年には35・1%、平成20年には26・7%まで低下し、以後20%台が続いていましたが、平成28年には17・6%まで低下しました。通常訴訟の勝訴率が80%であることを考えると、医療訴訟で原告患者側が勝つのがいかに難しいかわかります。平均審理期間は23・2か月

地裁民事第一審通常訴訟事件・医事関係訴訟事件の勝訴率

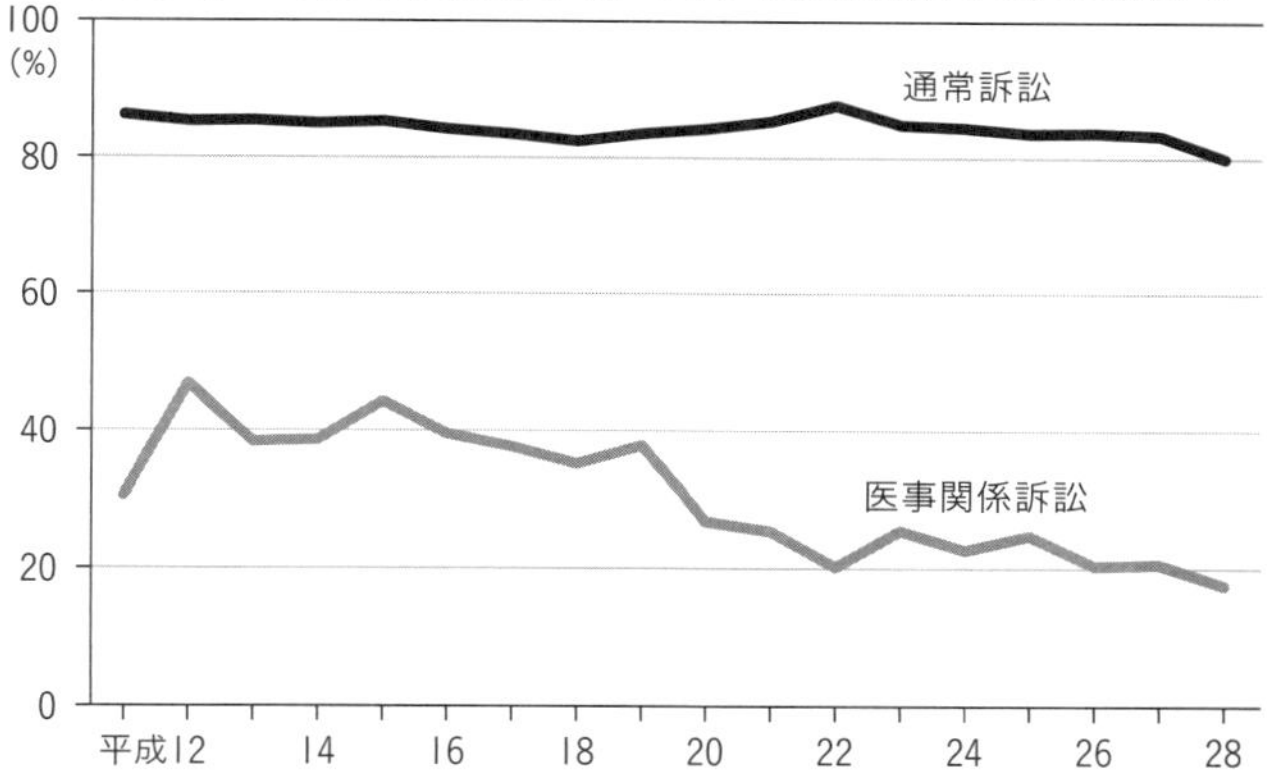

最高裁判所「医事関係訴訟事件統計」から

医事関係訴訟事件(地裁)の診療科目別既済件数割合(平成28年)

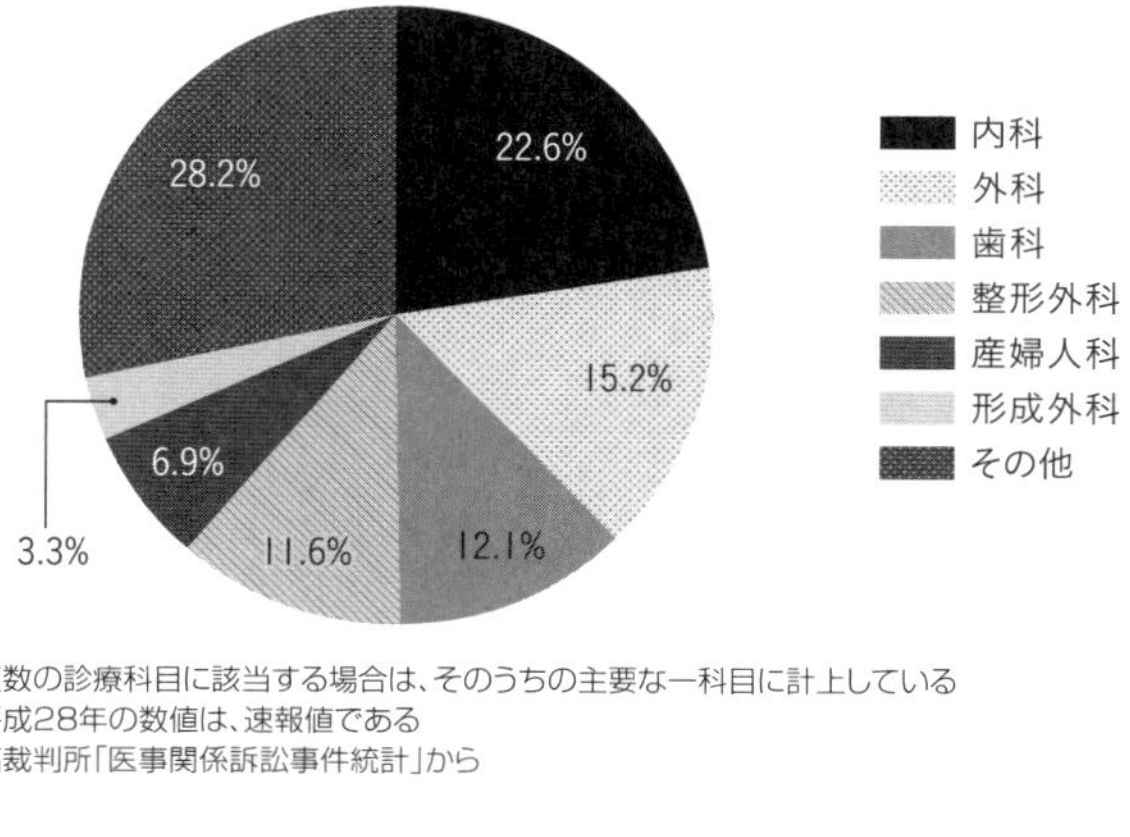

※複数の診療科目に該当する場合は、そのうちの主要な一科目に計上している
※平成28年の数値は、速報値である
最高裁判所「医事関係訴訟事件統計」から

（平成28年）となっており、平成12年の35・6か月と比べ短くなっているとはいえ、裁判の長さは訴訟当事者にとっては大きな負担です。

医療訴訟は「和解」が半分

医療訴訟の終わり方を調べた最高裁判所の統計資料によると、平成15年以降の傾向ですが、判決より裁判上の和解をする比率が高いのが特徴です。平成28年は判決が34・1％、和解が51・1％でした。

医療訴訟で原告患者側勝訴率が極端に低く、和解率が高い理由は、高度な専門性が求められる専門訴訟では、裁判官が判決書を書くのが難しいことが理由に挙げられます。裁判官は十分な医学的知識がなければ、病院側の主張を否定し、患者側を勝たせる判決は書けません。その結果、患者側勝訴率が低くなり、裁判官が患者側勝訴の心証を持った場合は和解を勧められます。

もっとも、裁判で和解をするのは、患者・病院双方にとっていい選択と言えます。判決になれば、負けたほうが控訴すると高等裁判所でまた争わなければなりません。和解になれば、その場で紛争を解決することができるからです。

第四：医療訴訟はなぜ難しいのか

通常訴訟に比べると、圧倒的に低い医療訴訟の勝訴率。その裏にはどんな事情があるのでしょうか。医療専門弁護士だからこそ知る、医療裁判の舞台裏を解説します。

弁護士に高度な医学知識が求められる

医療訴訟では患者弁護士に医学の専門知識が要求されるとともに、私的鑑定意見書の作成や訴訟中のアドバイスを依頼できる専門分野の協力医が不可欠になってきます。病院弁護士は医師から随時指導が受けられ、医学文献の入手も容易です。一方、患者弁護士の場合、医師と病院を相手に争うために、カルテを詳細に分析し、自分で専門書や医学文献を集めて勉強しなければなりません。特に高度な専門知識が要求されるケースでは、弁護士の専門知識の有無とその程度が訴訟の勝敗に大きく影響します。

また、医療訴訟では、原告・被告双方から医師が作成した私的鑑定意見書を提出しますが、本人訴訟や医療を専門としない弁護士の場合、私的鑑定意見書の作成を依頼できる協力医がいないため、私的鑑定意見書を提出できない場合があります。裁判中、いつでも相談できる各専門分野の協力医がいなければ、医療機関側から反論が出ても対応することができません。協力医のいない弁護士が医療行為の過失が争点となるケースで勝訴するのは難しいのが現状です。

患者弁護士に要求されるのは医学知識だけではありません。過失の有無を判断する裁判官に、医学的問題点をわかりやすく説明し、理解してもらう必要があります。医療集中部(医療事件を専門的に扱う裁判所の部署)の裁判官は、他の裁判官に比べ医学知識が豊富ですが、もともと医学知識があるわけでも長年医療訴訟を扱ってきたわけでもありません。医療集中部に配属された3~4年間に集中して医療事件を扱っているだけです。転勤しての裁判官にいきなり高度な医学知識の理解を求めるのは酷といわざるを得ないのです。ましてや医療集中部のない裁判所の裁判官は、医学のことはほとんど知らないことが少なくありません。患者弁護士に医学知識があっても、裁判官に医学的知見や問題点をわかりやすく伝え、原告の主張が正しいと確信してもらう努力を尽くさなければ勝訴するのは困難です。医学の常識は、裁判では通用しないことに注意が必要です。

医学の専門知識のない裁判官

ただ、裁判官に医学知識がないから、患者側の勝訴率が低くなっていると考えるのは早計です。確かに私も弁護士になりたてのころ、医学の専門知識のない裁判官には医療行為の過失は判断できない、医療事件は医師資格を有する裁判官が担当すべきだと思っていました。

しかし、医療専門弁護士としての経験を重ね、東京地方裁判所の民事調停委員や弁護士会の医療ＡＤＲのあっせん仲裁人の立場で医療事件にかかわるようになってから、「裁判官は医師資格を持たないほうが、患者にとっても病院にとっても妥当な結論に導かれる」と真逆の考え方に変わりました。なぜなら医師が裁判官になると、専門家として医療事件に強い影響力を及ぼす可能性が高く、もし過失があっても病院を擁護する考えを持っているると裁判がゆがめられ、医療ミスの被害患者や遺族が補償を受けられなくなってしまうからです。

実際、裁判で鑑定意見を述べる医師のなかには事実を評価せず、何が何でも病院を擁護する方がおられます。逆に、医師資格がありながら医療ミスがないのに病院を訴える弁護士もいるそうです。医療ミスがあり、患者が重い後遺症を負ったり死亡したのに患者や遺族が何の補償も受けられないのはおかしいと思います。

他方、医療ミスがないのに病院が裁判で負けるのも間違っています。不当な判決が確定してしまうと、先例としてその後の同種事案の裁判に悪い影響を与えてしまうからです。公正な裁判を実現するという観点からは、医師資格を持たない裁判官が医師の意見を参考にしながら判断をする現在の裁判が妥当だと思います。

裁判に負けるのは弁護士の責任

医療従事者の多くは裁判の結論だけを聞いて、「素人の裁判官が患者寄りの判決を出して不当だ」と批判しますが、判決の内容を正しく理解できていないケースがよくあります。結論だけではなく、当事者双方の主張内容および裁判所の判断理由を丁寧に読み解くと、ほとんどが妥当な結論に導かれています。

もちろん、医療従事者からすれば過失がないことは明らかなのに病院が負けたり、逆に過失は明らかなのに患者が負けたりするケースもあります。そういうとき、負けたほうは「裁判官が悪い」と批判します。

しかし、悪いのは裁判官ではありません。民事裁判は、証明責任を負う側が証明できなければ負ける仕組みです。医療裁判では患者側（原告）が医師の過失および死亡や後遺障害など発生した損害と過失との因果関係の両方を証明する責任を負っています。刑事裁判では無罪の人を有罪にしないため真相解明が重要ですが、民事裁判は対等な私人間の争いであり、真相を解明する場ではありません。医療法律相談で患者家族が「裁判官はわかってくれる」と話すことがありますが、それは幻想です。裁判官は真相を解明しようとは考えていません。裁判官は原告と被告双方の主張を聞き、証明責任を負っている側が証明できているか否かを判断するだけです。患者側が過失と因果関係を証明できなければ患者側は負けますし、証明できていれば今度は病院側が反論しないと病院が負けます。こうした民事裁判の仕組みがわかれば、裁判に負けたのは裁判官が悪いのではなく、証明できなかった弁護士に問題のあることがわかります。

過失は明らかなのに患者側が負ける、逆に過失や因果関係を証明するのは困難なのに病院側が負けるケースは、患者弁護士、病院弁護士それぞれの弁護ミスといって過言ではありません。弁護ミスが起きるのは、医療問題については素人の弁護士に医療事件を任せてしまうからですが、その原因は多くの方が弁護士なら誰でも同じだと思っているからだと思います。

しかし、「内科でも外科でも医師なら同じ」とはいえないように、弁護士にも得意不得意分野があります。医学的知識のない弁護士に医療裁判を任せると弁護ミスに遭う危険があるため、注意が必要です。

第五：危ない患者弁護士の見分け方

私は医療法律相談を受けても医療ミスがない場合は、医療ミスはなく法的責任追及はできないとはっきり伝えます。すると患者や遺族からは「医療専門弁護士から医療ミスではないとはっきり言ってもらって気持ちの整理がつきました」と言われることが多いです。医療ミスがなければ受任しないというのは、患者弁護士として当たり前のことだと思います。しかし、実際は医療ミスがないのに弁護士が受任して証拠保全や提訴をするケースが多々あり、患者や遺族は無用な紛争で時間とお金を無駄にすることになります。医療ミスに遭った後、さらに弁護ミスにまで遭うとはやり切れない話です。患者や遺族は、どうやって危ない患者弁護士を見分けたらいいでしょうか。

危ない患者弁護士の見分け方①

自分より医学知識のない弁護士

第二章で、医師にすべてお任せにするのは危険で、自分の病気を知り主体的に病気とかかわる姿勢の大切さを述べました。弁護ミスに遭わない方法も同じことが言えます。弁護士にすべてお任せという姿勢は危険です。弁護士が何でも知っているわけではなく、ましてや医療紛争の相手は専門家ですから、弁護士に医学の知識と理解力がなければ病院を説得して過失を認めさせることはできません。患者や遺族は医学知識のない弁護士に頼んでしまうと勝てるはずの紛争に負け、得られるはずの補償を受けられないばかりか、払った弁護士費用も無駄になります。患者や遺族は弁護ミスに遭わないために、弁護士に依頼する前に病気と治療法についてよく調べ、少なくとも自分より医学知識のない弁護士には依頼しないことです。

危ない患者弁護士の見分け方②

不必要な証拠保全をする弁護士

本章の第一で述べたとおり、医療法律相談の9割は、そもそも医療事故ではないのに患者や遺族が医療ミスだと思い込んでいるケースです。医学の知識や理解力のある医療専門弁護士であれば、患者や遺族から話を聞けば医療ミスではないケースはすぐに判断できます。しかし、医学知識に乏しい弁護士は医療ミスか否かを判断することができず、無用な医療紛争を引き起こしてしまいます。

医療ミスの可能性がある場合、カルテの改ざんや隠匿を防ぐため、証拠保全という裁判所の手続きにより診療記録一式のコピーを入手します（第七章Q10参照）。申立費用、弁護士費用、カメラマン費用等でかなりの経費がかかりますが、カルテを精査しなければ過失の有無が判明しない場合は証拠保全を実施すべきです。

しかし、医療事故ですらないのに証拠保全をすれば、弁護士が利益を得るだけで、患者や遺族は無用な出費を強いられるだけです。不必要な証拠保全をされては、病院や医師も業務に支障をきたし、ほかの患者に迷惑がかかる場合もあるでしょう。不必要な証拠保全の申し立てが増えれば、裁判所も証拠保全に消極的になり、証拠保全をすべき場合に認めてもらえない事態が生じる可能性も否定できません。

患者や遺族は、自分のケースで証拠保全が必要かを考え、疑問に思ったときは契約をする前になぜ証拠保全をするのか弁護士に説明を求めましょう。

危ない患者弁護士の見分け方③　協力医がいない弁護士

なぜ証拠保全をするかといえば、すべての診療記録を漏れなく入手し、専門医による過失調査（第七章Q15参照）を行い、医療ミスの有無を判断するのが目的です。ところが医療法律相談で「ほかの法律事務所で証拠保全をやってもらったが『過失調査を依頼する協力医がいないので自分で探せ』と言われた。医師に知り合いがいなくて困っている」という患者や遺族が時々訪れます。協力医がいなくて専門医による過失調査を実施できないのに証拠保全だけやって、あとは知らん顔をする弁護士が存在する現実に愕然とします。専門医による過失調査ができない弁護士は、初めから証拠保全を実施すべきではないのです。

また、過失調査をするつもりのない弁護士に依頼し、証拠保全は実施されたものの、過失の有無を判断するのに必要な診療記録が入手できていなかったという場合もあります。これでは証拠保全をした意味がなく、証拠保全に要した費用が無駄になります。足りない診療記録は病院にカルテ開示請求をして任意に開示してもらうほかありませんが、改ざんや隠匿されれば過失を証明できなくなり、患者や遺族は本来得られたはずの補償を受けられなくなります。

このような被害に遭わないためには、患者や遺族は弁護士と契約をする前に証拠保全の契約のなかに過失調査が含まれるのか、また、過失調査を頼める協力医がいるのかを必ず確認すべきでしょう。

危ない患者弁護士の見分け方④　いきなり提訴する弁護士

専門医による過失調査の結果、過失がある場合は、病院へ受任通知を送り、示談交渉を開始します。損害賠償額には裁判所基準の算出方法があり、示談でも裁判をしても賠償額は変わりません。裁判費用、弁護士費用などを考えると、裁判所基準の損害賠償額で示談をするのが患者に最も有利です。

また、裁判所は、裁判に至るまでの当事者双方の交渉経緯を重視し、事前の話し合いをまったくしないままいきなり提訴するのを嫌います。病院弁護士が、明らかな過失があっても一切交渉に応じない方針の場合、患者は提訴に踏み切らざるを得ませんが、この場合は原因が病院側にあるので事情を訴状に記載すればいいわけです。ところが、特段の事情がないのに示談交渉をまったく行わず、いきなり提訴する患者弁護士がいます。

以前、こんなことがありました。医療法律相談で、本人は医療ミスだと思い込んでいるのですが、まったく医療ミスではないケースの相談を受けたときのことです。話を聞いてみると、なんと弁護士が証拠保全を実施しており、「過失調査を依頼する協力医はいないが、裁判をする」と言われ、着手金の支払いを求められたというのです。医療ミスがないのにいきなり提訴するとはどういうことでしょうか。仮にその弁護士は医療ミスがあると考えたとしても、専門医による過失調査を経ないで裁判を起こしても勝訴の見込みはなく、提訴自体が目的と考えるほかありません。医療訴訟の場合、通常の民事事件に比べて弁護士の着手金が高額な場合が多いため、着手金目的で提訴している可能性も否定できません。どんなことがあろうとも医療事故をお金儲けの道具にしてほしくないと思います。

第六：裁判以外の紛争解決方法「医療ＡＤＲ」

医療事故が起きて、患者が病院と話し合いをしたけれど行き詰まってしまった場合、裁判を起こすしかないと思っている方がほとんどだと思います。医療紛争の解決法は示談、裁判、医療ADRがあり、裁判はそれらの一部にすぎません。具体的な医療紛争の解決方法は第七章、第八章に譲りますが、ここでは医療ADRという裁判以外の紛争解決法を説明します。

第三者があっせん人として解決を促す

ADRは、Alternative Dispute Resolutionの略で、裁判外紛争解決という意味です。第三者が入って当事者間の話し合いによる紛争解決を支援する制度です。もともと欧米にあった制度ですが、日本では平成19年4月1日から「裁判外紛争解決手続の利用の促進に関する法律」が施行され、これを受けて同年9月に東京三弁護士会（東京弁護士会、第一東京弁護士会、第二東京弁護士会）がまず開設し、その後、札幌、仙台、愛知、京都、大阪、愛媛、岡山、広島、福岡の9つの弁護士会でも実施されています。

医療ADRの運営は主に弁護士会ですが、茨城県では医師会が主催する「茨城県医療問題中立処理委員会」が、千葉県ではNPO法人「医療紛争相談センター」が仲裁機関の役割を果たしています。医療ＡＤＲは、負担の大きい裁判によらない紛争解決方法として期待されますが、まだまだ認知度が低いのが現状です。

やり方は地域によって異なります。東京では通常、医療事件の経験豊富な弁護士２人（普段、病院側代理人をしている弁護士、患者側代理人をしている弁護士、各１人）と医療事件とは無関係な弁護士の３人があっせん人になります（事案により単独制、２人合議制の場合もあります）。普段は病院や患者の代理人をしていても、あっせん人は当事者双方の話し合いを促す立場ですから、どちらの味方でもなく中立です。むしろ、日ごろ医療事件を扱っている弁護士が関与するため、過失や因果関係の有無がわかりますし、妥当な損害賠償額、裁判になった場合の見通しなどについての話もできるので、当事者間の充実した話し合いが可能となります。東京は３つの弁護士会がそれぞれ医療ＡＤＲを行っていますが、医療事件の経験豊富な弁護士のあっせん人名簿は、東京三弁護士会で共通なので、どの会に申し立てても変わりません。第二東京弁護士会の場合は、申し立てられた相手方病院に期日への出席を要請したり、患者本人が申し立てた場合に申し立て内容の整理を行うなど医療ＡＤＲの利用をサポートする「手続管理者」と呼ばれる弁護士もつきます。

医療ADRのメリットとは

医療訴訟は時間がかかります。最高裁判所の統計資料によれば、平均審理期間は平成28年で23・2か月、約2年でした。これに対し医療ADRの平均期間は6～7か月、平均期日回数は和解成立事件で4回ほどです（東京三弁護士会医療ADR第二次検証報告書、平成28年3月）。

また、医療訴訟では裁判費用、弁護士費用、私的鑑定意見書料、裁判所が鑑定を採用した場合の鑑定費用などがかかります。医療行為の過失が争われるケースでは私的鑑定意見書の提出が必要になりますが、患者側が私的鑑定意見書を提出すると病院側からも私的鑑定意見書が提出されるので、それに対する私的鑑定意見書をさらに準備しなければなりません。裁判に提出する私的鑑定意見書料は、通常は最低でも一通30万円以上かかり、裁判の間に複数の医師に複数回依頼するとかなりの金額になります。

これに対して医療ＡＤＲでは、申立手数料、期日手数料、成立手数料はかかりますが、弁護士を頼まず本人で申し立てることができ、裁判と異なり私的鑑定意見書がなくても手続きが進められるため、費用を節約できます。医療ＡＤＲは話し合いによる紛争解決を支援する手続きなので、客観的証拠に基づく証明ができなくても紛争が解決できる場合があります。

医療訴訟では、過失・因果関係・損害額といった法的争点以外は問題にしません。患者や家族が、争点以外のところにわだかまりを感じているような場合、本人の気持ちとは別に裁判が進み、疎外感を感じることがあります。一方、医療ＡＤＲでは法的争点以外に診療経過や事故の状況、再発防止策について病院側に説明を求めたり、患者家族の思いを病院に伝えたりすることもできます。患者家族は補償問題のみならず、真相解明、病院側の真摯な反省、具体的な再発防止策の構築を希望することが多いです。患者家族が医療ＡＤＲの手続きに自ら参加することで、心の整理がつき紛争解決につながることもあります。医療訴訟では裁判官を選べませんが、医療ＡＤＲでは申立人があっせん人名簿のなかから希望する弁護士を指名することができます。その場合、相手方の意見を聞いてあっせん人を決めます。

さらに医療訴訟は三審制（３回まで審理を受けることができる制度）ですが、医療ＡＤＲには回数制限がないので何度でも申し立てが可能です。医療訴訟は訴訟を提起できる裁判所が決まっていますが、医療ＡＤＲはほかの県で起きた事件を東京の医療ＡＤＲに申し立てることも可能です。医療訴訟は公開ですが、医療ADRは非公開の手続きなのでプライバシーも保たれます。

医療ADRのデメリットとは

裁判には出廷義務がありますが（書面を出さずにまったく出頭しないと、相手の主張を認めたことになってしまいます）、医療ADRは任意の手続きなので医療機関側が期日に出席しない場合、手続きが進められません。

相手方が期日に出席する割合（応諾率）は66・7％（前掲東京三弁護士会医療ADR第二次検証報告書）で、必ずしも高くはありません。その背景には医療ADRの中立性を疑う医療者サイドの思いがあると考えられます。たとえば山陽新聞（平成24年12月9日）にこんな記事がありました。患者側が申し立てた20件のうち15件は医療機関側が応じなかったことを報じ、岡山市内のある病院長のこんなコメントを載せています。

「弁護士は患者の味方とのイメージがあり、弁護士運営のセンターには抵抗感がある」

弁護士会ではなく医師会が医療ADRを運営する茨城県でも応諾率は72・7％（平成11年度）と、必ずしも医療者側が対応しているわけではありません。医療ADRが「話し合いによる紛争解決を支援する使い勝手のいい制度で、紛争の早期円満解決につながる」ことが医療者側に広まれば応諾率も徐々に増加することでしょう。

実際、医療機関側から医療紛争の早期円満解決のため、医療ＡＤＲを申し立てるケースが増えています。病院が示談を希望して裁判所基準に照らし妥当な賠償額の提案をしているのに患者の病院に対する不信感から当事者同士の話し合いが進まない場合は、第三者であるあっせん人から説明されれば、患者側も病院が妥当な提示をしていることがわかり、早期解決につながることがあります。

第七：医療事故調査制度とは何か

医療事故再発防止のための国の制度として「医療事故調査制度」があります。その名称から病院側にも患者側にも医療ミスの責任追及手段であるという誤解を招いていますが、本来の制度設計は、医療事故の原因を究明し、事故の再発防止につなげるための情報収集手段でした。紛争の解決方法とは言えませんが、医療機関側が医療事故と認めた場合、遺族は院内調査結果に不満があれば、第三者機関へ調査を求めることができます。医療事故調査制度とその問題点について説明します。

医療事故再発防止に向けた国の制度がスタート

医療事故の原因究明・再発防止を目的として医療事故調査制度が平成27年10月1日にスタートしました。医療事故調査制度は診察や検査、治療に関連して患者が予期せずに死亡する医療事故が起きた場合、医療機関が第三者機関（医療事故調査・支援センター）に事故を報告して院内調査を行い、その結果を遺族に説明後第三者機関へ報告し、第三者機関が収集した医療事故情報を分析することにより事故の再発防止につなげようというものです。

院内調査結果は、医療機関から任意の方法で遺族へ説明されます。また、医療機関が医療事故として第三者機関に報告した事案については、遺族から第三者機関へ調査を依頼することができ、第三者機関は調査結果を遺族へも報告することになっています。ただし「医療事故」に相当するか否かは医療機関が判断することになっており、遺族が「医療事故」として第三者機関に報告することはできない仕組みです。

医療事故調査の流れ

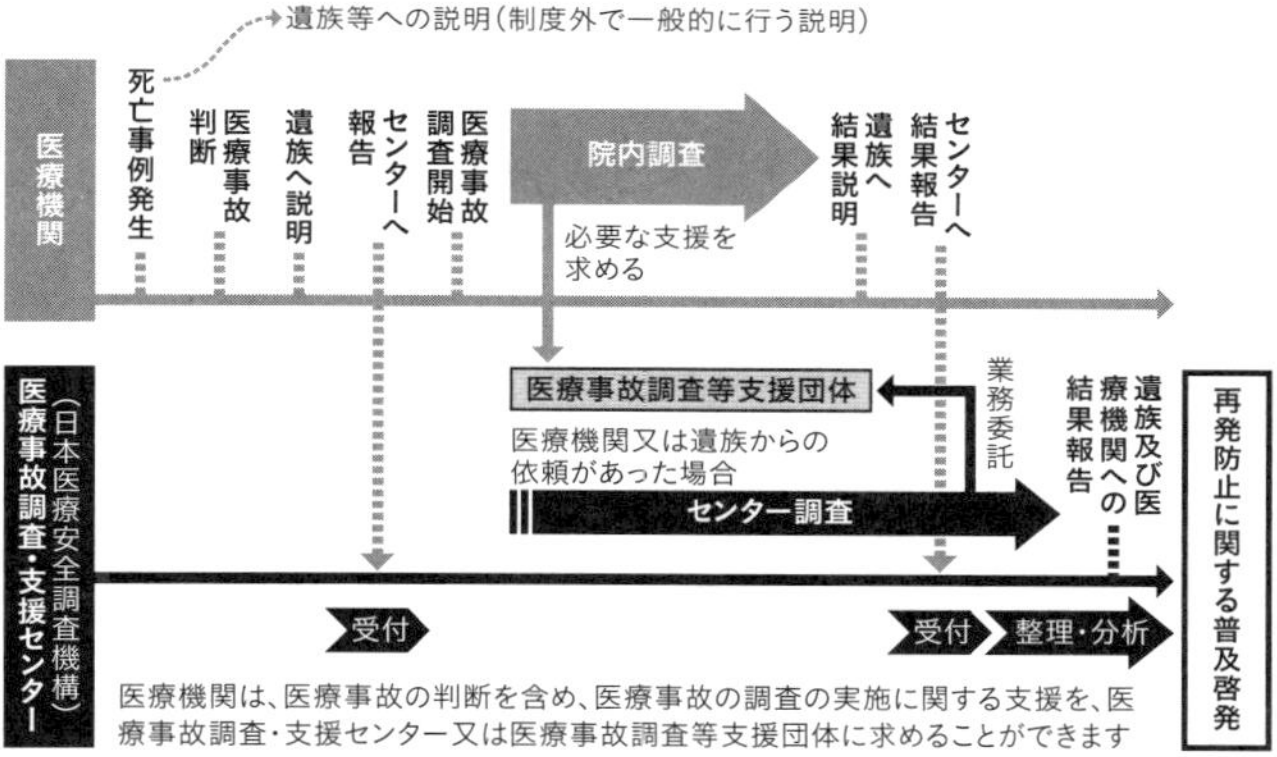

一般社団法人日本医療安全調査機構HPから

遺族への調査報告書の交付は義務ではなく努力目標

医療機関が第三者機関へ報告すべき医療事故は「予期しなかった死亡事故」ですから、医療機関が事前に患者やその家族に死亡のリスクを説明していた場合や重い後遺障害を負った場合は調査の対象外です。したがって、医療機関が患者に対し常に死亡リスクを説明するようにすれば第三者機関に報告されるケースはほとんどなくなってしまいます。

また、院内調査結果の遺族への説明方法は「口頭または書面もしくはその双方で、遺族が希望する方法による説明に努める」と、義務ではなく努力目標とされています。遺族が調査報告書の交付を求めても医療機関は拒むことが可能なのです。

さらに、遺族が第三者機関に調査を依頼できるのは、医療機関が第三者機関へ医療事故として報告したケースだけですから、遺族が医療事故の調査を望んでも、医療機関が第三者機関へ報告すべき医療事故に当たらないと判断すれば、遺族は第三者機関へ事故調査を依頼できません。

医療事故被害者のための制度ではない

「医療事故調査制度」という名称から、医療事故が起きたときに患者や遺族のために医療事故調査を実施してくれる制度だと誤解する人も多いのですが、医療事故調査制度は医療機関や医師・看護師などの責任追及を目的とはしておらず、遺族の救済を目的とする制度でもありません。厚生労働省が全国でどのような医療事故が起きているのか情報を集めて分析し、事故の再発防止に役立てるための制度なのです。

制度設計の段階では、院内調査報告書を遺族に交付しようという意見もありました。遺族は医学の素人ですから口頭で説明されてもわかりません。死亡の経緯や原因を明らかにするためには書面による説明が必要ですが、医療側の一部が「裁判などの紛争に利用されて医師個人の責任追及につながりかねない」と反対したため、院内調査結果の書面による交付は努力目標とされ、遺族への説明方法は医療機関の判断に委ねられることになりました。仮に「医療ミスではない」という調査結果であれば、遺族に交付することになんの問題もないはずです。逆に医療ミスで患者を死亡させたのであれば補償すべきですから、遺族に責任追及させないために調査報告書を交付しないという考え方は疑問です。

報告件数は想定の半分にも満たない

制度開始から1年、年間の報告件数は388件にとどまりました。制度設計の段階では、年間1300〜2000件の報告があると予想していましたが、実際はその2〜3割にすぎません。388件のうち、病院は362件、診療所は26件でした。診療科では、外科69件、内科56件、消化器科と整形外科が各々34件、循環器内科が25件、産婦人科22件、心臓血管外科21件、小児科17件、脳神経外科16件、精神科15件、その他79件でした（医療事故調査・支援センター「医療事故調査制度の現況報告」平成28年10月11日）。

なぜ、こんなに報告件数が少ないのでしょうか。

まず、担当医師が院長など医療機関の管理者に対して事故報告をせず、管理者が死亡事故が起きたことを把握していない場合があります。次に、医療機関が第三者機関に報告しなければならない医療事故は「予期しなかった死亡事故」ですが、判断基準が曖昧なため、報告しない場合があります。医療法施行規則第1条の10の2は、医師が患者家族に死亡が予期されることを説明していたか、カルテなどに記録していた場合は「予期しなかった」死亡に該当しないとしているため、事前に患者家族に死亡のリスクを説明しさえすれば報告する必要はないとも受け取れます。しかし、予期できたか否かは患者の病状から判断すべきで、一般的な死亡の可能性について説明しただけでは「予期していた」ことにはなりません。しかも遺族からは事故を第三者機関に報告することができず、「医療事故」として報告するか否かは医療機関の管理者の判断次第です。

厚生労働省は、報告件数が伸び悩む医療事故調査制度の改善を図るため、平成28年6月24日、医療法施行規則の一部を改正しました。医療機関の管理者は院内で起きた医療事故を漏れなく把握する体制を確保しなければならないことが明確化され、「予期しなかった死亡事故」の判断基準や院内調査方法を全国で統一するために協議会を設置し、検討することになりました。担当医師が死亡事故を院内で報告しない場合に備え、第三者機関が遺族の相談を受け、医療機関に対して遺族の調査要望を伝える仕組みも作られています。

第四章　医療ミスの種類と医師の説明義務違反

第一：医療ミスの種類

医療法律相談の9割が医療事故ではなく、残りの1割も医療ミスと認められるものはごく一部であることを前章で解説しました。そもそも、医療ミスに該当するのは、どのような行為なのでしょうか。

医療行為の過失（ミス）には、問診義務違反、検査義務違反、診断義務違反、治療義務違反、術後管理義務違反、投薬に関する義務違反、療養方法の指導に関する義務違反、転送義務違反、看護に関する義務違反などがあります。それぞれ説明します。

問診義務違反

問診とは、診察を受けたときに医師から尋ねられる病状、経過、アレルギーの有無、患者および家族の病歴などについての質問のことです。問診義務違反が問題となる類型として、①疾患の鑑別に必要な問診をしなかった場合と、②投薬や麻酔の際、問診を怠りアナフィラキシーショック（アレルギー反応のひとつ）により死亡するケースがあります。

患者は病気の典型的症状を知らないので、自分の症状を的確に言葉で表現することができません。病気によっては持病や過去にかかったことのある病気（既往歴）、血縁者の病気（家族歴）が重要な情報になることも知りません。医学については素人ですから、医学的に何が大事で、何が大事でないかがわからないのは当然です。医師は患者が医学的知識に乏しいことを理解し、鑑別診断や治療に必要な情報を上手に患者から聞き出さなければなりません。医師の問診義務違反が問題となった判例に、最判昭36年2月16日（献血の際の問診）、最判昭51年9月30日（予防接種の際の問診）、最判昭60年4月9日（投薬の際の問診）があります。

検査義務違反

「病気の鑑別診断に必要な検査を実施せずに経過観察していたところ手遅れになった」「術前検査が不十分のままがんの手術をしたところがんではなかった」「検診で異常を見落とされた」場合などが検査義務違反となります。検査設備がない場合は、精密検査のできる病院に患者を紹介しなければならず、それをしないと転送義務違反（転医義務違反とも言います）に問われます。検査義務違反が問題となった最判平11年の2月25日のケースは、肝硬変で専門医に定期通院していた50代前半の男性が、肝細胞がんを発症する危険性が高かったのに検査が実施されず、別の病院ですでに手の施しようのない肝細胞がんが発見され、間もなく死亡した事件でした。

診断義務違反

診断を怠った結果、必要な治療が実施されなかったことが問題となります。こうしたケースでは、診断義務違反単独でというより、次に述べる治療義務違反とあわせて主張されることが多いです。緊急の場合は確定診断がつく前に可能性の高い疾患に対する治療を開始しなければならない場合もあり、主に治療を実施しなかったことが問題になります。

治療義務違反

治療義務違反には、①必要な治療を実施しなかった場合、②実施された治療方法の選択が問題となる場合、③治療の必要性が問題となる場合（適応違反）、④手技に過失があった場合、があります。

具体的に言えば、①のケースでは、重症のケガを負った患者が入院中に敗血症で死亡した事件があります（最判平13年6月8日）。裁判所は、医師には細菌感染に対する適切な措置を講じて重篤な感染症に至ることを予防すべき注意義務があったと判断しました。

②のケースでは、医師が自己免疫性肝炎の可能性が高い患者に小柴胡湯（ショウサイコトウ）を投与していた事件で、裁判所は肝炎の第1選択であるステロイド療法を開始すべき義務があったと判断しました（東京地判平17年12月8日[※1]）。

③のケースでは、大腸がんおよび肝臓がんの同時切除術を行ったところ、多臓器不全により患者が死亡した事件があります。裁判所は手術適応があったと認め、医師の過失を否定しました。「適応」とは医療行為をすることの妥当性です。手術適応が問題になりやすく、手術を実施すべきではなかったなどと主張されます（大阪地判平14年8月28日[※2]）。

④手技上の過失は主に手術で問題となります。損傷しても必ずしもミスとは言えず、手術の際のやむを得ない合併症として過失が否定される場合もあります。経皮経管的冠動脈形成術の際、冠動脈を穿孔、出血し患者が死亡した事件で、裁判所は偽腔内でバルーンを拡張して血管穿孔を招いた過失を認めました（東京地判平17年4月27日、判例タイムズNo.1186、191〜222頁2005）。

※1　東京・大阪医療訴訟研究会編著『医療訴訟ケースファイルVol.２』90～93頁（判例タイムズ社２００７）
※2　東京・大阪医療訴訟研究会編著『医療訴訟ケースファイルVol.１』１２８～１３０頁（判例タイムズ社２００９）

術後管理義務違反

手術に関連して、術後管理義務違反が問題となります。たとえば冠動脈バイパス手術を受けた患者が、術後腸管閉塞を起こして死亡した事件があります。裁判所は、医師にはただちに開腹手術を実施し、腸管壊死部分があればこれを切除すべき注意義務を怠った過失があると判示しました（最判平18年４月18日）。

投薬に関する義務違反

投薬により重大な副作用が生じた場合、早期に投薬を中止しなかった過失が問題となります。医薬品の添付文書に記載された使用上の注意事項に従わずに医療事故が起きた場合は、合理的理由がない限り医師の過失が推定されます（最判平8年1月23日）。

療養方法の指導に関する義務違反

療養方法の指導に関する説明は医療行為の一環であり、どのような症状が現れたら病院を受診する必要があるかなどの説明をしなかった場合に問題となります。退院時や通院終了時に一定の症状があれば、重篤な疾患に至る危険があり、速やかに医師の診察を受ける必要がある場合、医師には患者に具体的に説明する義務があります。

「何かあったら病院に行くように」という一般的説明しかしなかった場合、療養方法の指導に関する義務違反が問われます。たとえば医師が黄疸の認められる未熟児を退院させる際、親に特に注意をしなかったところ、その子に核黄疸による脳性麻痺が生じた事件があります。裁判所は、医師は退院の際、親に黄疸が増強して哺乳力の減退などの症状が現れたときは重篤な疾患に至る危険があることを説明し、症状が現れたときには速やかに医師の診察を受けるよう指導すべき注意義務を負っていたとし、退院時に黄疸について何ら言及せず、何か変わったことがあれば医師の診察を受けるようにとの一般的な注意を与えたのみでは注意義務を尽くしたとは言えないと判示しました（最判平7年5月30日、判例タイムズNo.８９７、64～83頁１９９６）。

転送義務違反

転送義務違反は開業医で問題になることが多いです。医師は自ら検査や診療を行えないときは、実施可能な医療機関に患者を転送し、適切な医療を受けられるようにすべき義務があります。たとえば、通院治療中の小学6年生の患者が急性脳症により重い脳障害の後遺症を負った事件があります。裁判所は、自ら検査および治療の面で適切に対処することができない何らかの重大で緊急性のある病気にかかっている可能性が高いことを認識することができた事情のもとでは、開業医には高度な医療を施すことのできる適切な医療機関へ転送し、適切な医療を受けさせる義務があると判示しました（最判平15年11月11日、判例タイムズNo.１１４０、86~92頁２００４）。

看護に関する義務違反

呼吸管理、痰吸引措置、急変時の医師への報告の遅れ、薬の誤投与など、入院管理に関する看護師の対応が問題となることが多く、次いで病院内での転倒事故が多くなっています。そのほか、新生児管理（看護師がカンガルーケア中の子の異常を見落として死亡させた事件[※1]）や患者に対する湯たんぽ使用時の事故（低温熱傷となった患者が敗血症から多臓器不全となり死亡した事件[※2]）があります。

※１　大阪地判平19年７月20日、東京・大阪医療訴訟研究会編著『医療訴訟ケースファイルVol.４』（判例タイムズ社２７６～２８０頁２０１０）
※２　東京地判平15年６月27日、東京・大阪医療訴訟研究会編著『医療訴訟ケースファイルVol.１』（判例タイムズ社９～11頁２００９）

第二：医師の説明義務違反

医療行為の過失のほか、医師に説明義務違反があるときも医師は損害賠償責任を問われます。説明義務の根拠と内容について詳しく解説します。

患者は理解できるまで医師に説明を求めていい

医師は患者に対して、治療方法や手術リスクなどを丁寧に説明する義務があります。こうした医師の説明義務は何のためにあるのでしょうか。法的な意味合いでは患者の自己決定権を守るためにあります。

自己決定権とは自分の生き方や行動を自ら自由に決定する権利のことです。治療についても患者は、治療を受けるかどうか、受けるにしても、どの治療方法で、いつどこで受けるかを決める自己決定権を持っています。そのため医師は、患者が診療に関し自己決定をするのに必要な情報を提供しなければなりません。患者の理解度は年齢、生活背景、病気の種類などにより異なりますから、医師が患者に対して説明しなければならない内容や程度はケース・バイ・ケースです。医師は目の前の患者が十分に理解したうえで主体的に意思決定ができるまでわかりやすく説明する必要があります。医師には説明する義務があるのですから、患者は遠慮することなく理解できるまで医師に説明を求めていいのです。

説明義務違反による自己決定権侵害が認められた判例

医師の説明義務違反が問題となった有名な判例に、エホバの証人事件があります。患者が宗教上の信念からいかなる場合であっても輸血を拒否する強い意思を持っていることを知りながら、医師が「ほかに救命手段がない場合は輸血をする」方針であることを患者に告げず手術で輸血をした事案です。

患者は助かりましたが、人格権（自己決定権は人格権のひとつ）侵害を理由に提訴し、1審で敗訴、2審で勝訴し、最高裁判所は医師が説明を怠ったことにより患者が「輸血を伴う可能性のあった手術を受けるか否かについて意思決定をする権利を奪った」点で患者の人格権を侵害しているとしました。そして医師の説明義務違反による人格権侵害を理由に精神的苦痛に対する慰謝料50万円を認めました（最判平12年2月29日）。

ここで問題となっているのは、輸血を拒否している患者に輸血をしたことではなく、医師が患者のいかなる場合も輸血を拒否する強い意思を知りながら、輸血をする可能性があることを説明しなかったことです。患者を救った医師が責任を問われるのはおかしいと思う方も多いのではないでしょうか。最高裁判所は、患者の自己決定権の重要性を明確にするため患者勝訴にしましたが、慰謝料額を低くすることで患者と医師双方のバランスを取ったと考えられます。

なお、患者が救急搬送されてきてただちに輸血をしなければ救命できないような緊急の場合には、医師は法的責任を問われません。

医師が患者に説明すべき内容とは

医師が患者に提供すべき情報としては、厚生労働省が「診療情報の提供等に関する指針」で示している事項がある程度の目安になります。指針のなかの「診療中の診療情報の提供」にはこうあります。

○医療従事者は、原則として、診療中の患者に対して、次に掲げる事項等について丁寧に説明しなければならない。

(1) 現在の症状及び診断病名
(2) 予後
(3) 処置及び治療の方針
(4) 処方する薬剤について、薬剤名、服用方法、効能及び特に注意を要する副作用
(5) 代替的治療法がある場合には、その内容及び利害得失（患者が負担すべき費用が大きく異なる場合には、それぞれの場合の費用を含む。）
(6) 手術や侵襲的な検査を行う場合には、その概要（執刀者及び助手の氏名を含む。）、危

険性、実施しない場合の危険性及び合併症の有無

⑺　治療目的以外に、臨床試験や研究などの他の目的も有する場合には、その旨及び目的の内容

○医療従事者は、患者が「知らないでいたい希望」を表明した場合には、これを尊重しなければならない。

○患者が未成年者等で判断能力がない場合には、診療中の診療情報の提供は親権者等に対してなされなければならない。

ただ、指針はあくまで目安にすぎません。それだけを説明すればいいというわけではなく、ケース・バイ・ケースです。

しかし、ひとつ言えることは、医師の説明を求めるのは患者が持つ大きな権利です。相手が医師だからと遠慮せず、納得のいくまで説明を求めることができます。これこそが、医療事故を未然に防ぐ大きな「患者力」のひとつと言っていいでしょう。いい医師かどうかを判断するためにも説明を求め、その対応を見るのがいいかと思います。

いまだ確立していない治療方法に関する医師の説明義務

いまだ確立していない治療方法に関する医師の説明義務が問題となったケースがあります。乳がんと診断された患者が当時は未確立であった乳房温存療法に強い関心を持っていることを知りながら、医師が乳房切除術を行い、これが患者の意思に反して手術を行ったとして損害賠償請求された事件です。乳房温存療法事件で最高裁判所は、患者が未確立の術式に強い関心を持っていることを医師が知っていた場合、未確立の術式について説明すべき義務を負うと判示しました（最判平13年11月27日）。

最高裁判所は未確立の療法が「少なからぬ医療機関において実施されており、相当数の実施例があり、これを実施した医師の間で積極的な評価もされているものについては、患者が当該療法の適応である可能性があり、かつ、患者が当該療法の自己への適応の有無、実施可能性について強い関心を有していることを医師が知った場合などにおいては、たとえ医師自身が当該療法について消極的な評価をしており、自らはそれを実施する意思を有していないときであっても、なお、患者に対して、医師の知っている範囲で、当該療法の内容、適応可能性やそれを受けた場合の利害得失、当該療法を実施している医療機関の名称や所在などを説明すべき義務がある」として、医師の説明義務違反を認めました。

医師は、通常は未確立療法について患者に説明する義務はありません。しかし患者が強い関心を抱いていることを知ったときは、患者の自己決定権を尊重する見地から医師の知っている範囲で説明する義務が生じます。説明すべき内容は個々の患者ごとに変わってきますので、医師は目の前にいる患者がこの説明で治療について自己決定することができるかという視点から、丁寧に説明する必要があるのです。

たとえ治療が成功しても説明義務違反に問われる

ところで、前述のエホバの証人事件も乳房温存療法事件も、ともに治療自体は医療水準にかなったものでした。治療がうまくいったのに医師はなぜ説明義務違反だけで損害賠償責任を負うのでしょうか。それは、医療ミスが患者の生命、身体、健康に対する侵害であるのに対し、説明義務違反は患者の自己決定権に対する侵害だからです。自己決定権の侵害では治療結果の当否ではなく、患者が診療過程に主体的に関与できなかったことを損害と捉えるので、治療がうまくいってもそこに説明義務違反があれば医師は損害賠償責任を問われます。もちろん、説明義務違反があっても適切な医療行為がなされ、死亡や後遺障害など悪い結果が生じていなければ、そもそも損害が発生していないので損害賠償責任は問われません。しかし、この悪い結果には、自分が望んでいた結果（エホバの証人事件では無輸血の手術、乳房温存療法事件では乳房温存）にならなかった場合を含むので、損害が肯定され損害賠償責任が問われるのです。

予防的療法と医師の説明義務

未破裂脳動脈瘤には確立した予防的療法として、動脈瘤の頸部をクリップする開頭手術とコイル塞栓術があります。また、保存的に経過を観察する選択肢もあります。患者が開頭手術を希望していたのに手術前日にコイル塞栓術に術式を変更され、術中にコイルの一部が瘤外に逸脱して脳梗塞を生じ死亡した事件がありました。

最高裁判所は医師の説明義務について、「医師が患者に予防的療法を実施するに当たって、医療水準として確立した療法が複数存在する場合には、その中のある療法を受けるという選択肢とともに、いずれの療法も受けずに保存的に経過を見るという選択肢も存在し、そのいずれを選択するかは、患者自身の生き方や生活の質にかかわるものでもあるし、また、上記選択をするための時間的な余裕もあることから、患者がいずれの選択肢を選択するかにつき熟慮の上判断することができるように、医師は各療法の違いや経過観察も含めた各選択肢の利害得失についてわかりやすく説明することが求められる」と判示しました（最判平18年10月27日）。

医師は、患者にコイル塞栓術による脳梗塞の危険性について説明していましたが、最高裁判所は、術式を急遽変更し患者に熟慮する機会を与えなかった点を問題視。危険性のある予防的療法を実施する場合、当面経過観察にする選択肢もある急ぐ必要のない手術であるから、患者が自己決定権を行使したといえるためには十分に検討する機会を与えることが必要であり、リスク説明だけでは足りないと判断したのです。

がん告知と医師の説明義務

がんの早期発見が可能となり治療方法が進歩した現在、昭和の時代ほど真実を知らせるか否かは問題にならなくなっており、患者本人にがんを告知するケースが大半です。

ただ、末期がんで有効な治療法がない場合、真実を告げるか否かの判断は依然として悩ましく、ケース・バイ・ケースと言えるでしょう。残された時間をどのように生きるのか、自分の意思で決定するために告知を希望する患者がいる一方で、告知されると生きる意欲をなくすために知らせないでほしいと希望する患者やその家族もいます。判断がとても難しいのです。患者が告知を希望しない場合や、患者の性格などから医師が告知すべきではないと判断した場合、医師が説明義務違反による損害賠償責任を問われないためにはどうしたらいいでしょうか。

医師が胆のうがんの疑いがあった患者に告知せず、説明義務違反に問われた事件があります（最判平7年4月25日）。医師はがんの疑いがあると告げず、患者に「胆石がひどく、胆のうも変形していて、早急に手術する必要がある」と説明して入院を指示しました。患者はいったん入院手続きを取りましたが海外旅行や家庭の事情などを理由に医師に相談せずに入院を中止し、その後は通院せず3か月後に別の病院で胆のうがんと診断され半年後に死亡しました。

最高裁判所は、医師が患者の性格などがわからない初診時にがんの疑いを告げず、まずは手術の必要な重度の胆石症であると説明して入院をさせたうえで精密検査をしようとしたことは妥当で、患者が入院を中止したため患者や家族への説明の機会を失ったという経緯のもとでは、医師に説明義務違反は認められないと判断しました。治療に協力しない患者を追跡してまで説明する義務はないといえます。

確かに患者の自己責任と言えなくもありませんが、医師が真実を告げない場合、患者は大した病気ではないと誤解する可能性があります。医師は患者に誤解させないよう配慮し、丁寧に説明をする必要があります。他方、患者の側も、十分な治療を受ける機会を失わないようにするため、医師から治療の必要性を告げられたときは専門家である医師の意見を尊重することが大切です。

家族にがん告知しないと説明義務違反になるか

医師が患者本人にがんを告知しない場合、その家族に説明すべきかどうかも問題となります。家族とはいえ、患者の個人情報です。厚生労働省の「医療・介護関係事業者における個人情報の適切な取扱いのためのガイダンス」（平成29年5月30日）では、個人データを第三者に提供する場合、あらかじめ本人の同意を得ることを原則としています。病態によっては家族らへの病状説明が必要な場合、本人にあらかじめ病状説明を行う家族などの対象者を確認し、同意を得ることが望ましいとしています。意識不明や重度の認知症患者の場合は本人の同意を得ずに家族に説明できますが、医師は本人の家族らであることを確認したうえで、治療等を行うにあたり必要な範囲で情報提供を行うこととしています。したがって、個人情報保護の観点から、家族らに説明する場合、本人の同意を得るのが原則なのです。

では、医師が末期がんであることを家族に説明しようとしたところ、患者が家族を病院に同行させない場合、家族に説明しなかった医師は説明義務違反を問われるでしょうか。

肺の進行性末期がんで延命の可能性のない患者に対し、医師が告知は相当でないと判断。患者が家族を同行しないため、家族へ連絡しないまま疼痛緩和療法を続けていたところ、患者がほかの病院を受診し、そこの医師から長男に患者は末期がんであることを説明された事件があります。

遺族は「末期がんに罹患している旨の告知を受けることができていたならば、より多くの時間を患者と過ごし患者の余命がより充実したものとなるようにできる限りの手厚い配慮ができた」と主張し、損害賠償請求しました。1審は患者側が敗訴、2審は勝訴し、病院側が上告しました。

最高裁判所は「患者が告知を受けた家族に支えられ、家族が患者の余命をより安らかで充実したものになるようできる限り手厚い配慮をすることは、患者にとって法的保護に値する利益である」とし、患者に告知すべきではないと判断した医師は「少なくとも、患者の家族らのうち連絡が容易な者に対しては接触し、同人または同人を介してさらに接触できた家族らに対する告知の適否を検討し、告知が適当であると判断できたときには、その診断結果等を説明すべき義務を負う」と判示しました。家族と容易に連絡を取ることができたのに連絡をしなかった場合、医師には家族に対する説明義務違反があると判断したのです（最判平14年9月24日）。

説明義務違反による紛争を防ぐには

医師が患者に説明すべき内容はケース・バイ・ケースと述べましたが、医師の説明義務は患者が自己決定をするのに必要な情報を提供するのが目的です。患者が正しく判断できるよう患者に応じてわかりやすく説明し、誤解を与えないことが大切です。たとえ説明文書を患者に渡したとしても、それだけでは説明したことになりません。口頭でも患者の病状に合わせて丁寧に説明し、説明文書の重要な部分にアンダーラインを引いたり、時にはイラストを描いて説明するなど、患者が理解できるように工夫し、理解できるまで説明する必要があります。

手術のリスクや手術に伴うやむを得ない合併症についても、医師は十分に説明する必要があります。リスクを説明すると患者が治療を受けなくなるのではないかと心配し、メリットばかりを強調する医師も少なくありませんが、リスク説明は重要です。手術をしなかった場合のリスクのみを強調し、手術のリスクを説明しないで簡単な手術だと誤解させるような説明をすると、医療事故が起きたときに医師の説明義務違反が問題となります。逆に、あらかじめ丁寧にリスクに関する説明がなされていれば、リスクが現実化しても患者やその家族は想定していた事態ですので紛争にはなりません。

患者のなかには、医師の宣告にショックを受け、医師の説明が頭に入らないということもあると思います。そのため、記録を残すことが大切です。口頭では言った言わないの水掛け論になってしまいますが、録音やメモを取っておけば、たとえその場で聞き漏らしてもあとで調べることができますし、医師もカルテにいつ、誰に、どのように説明したか、患者や家族からどのような質問や要望があったかを記録しておけば、説明義務違反をめぐる紛争を減らすことができるでしょう。

治療終了後、事の顚末を報告する義務

医療法律相談では遺族から「入院中、患者が急変して亡くなったのに医師から何の説明

もなかった。なぜ患者が死亡したのかわからない。医療ミスではないか」という相談を時々受けます。患者が亡くなり治療が終了した場合、遺族は医師に対し急変時の状況や死亡原因などの説明を求めることができるでしょうか。医師の説明義務は患者の自己決定権を守るためにあり、医師は患者が治療に関して自己決定するのに必要な情報を提供する義務があります。しかし、患者が亡くなるともはや自己決定できないため、医師に説明義務があるか否かが問題となります。

治療が終了した場合、医師には患者の自己決定権を守るための説明義務はありません。しかし、患者との間で診療契約を締結しているため、事の顚末を報告する義務があります。受任者の顚末報告義務で「受任者は、委任者の請求があるときは、いつでも委任事務の処理の状況を報告し、委任が終了した後は、遅滞なくその経過および結果を報告しなければならない」としています（民法６４５条）。

また、診療契約に付随する義務あるいは信義則上の義務としても、医師は患者に対して診療結果を報告する義務があります。患者が死亡した場合も、診療契約に付随する義務ないし信義則上の義務として家族に対する説明義務があります。したがって、遺族は、患者が死亡した後も、医師に対して、診療経過や死亡原因などの説明を求めることが可能です。

死亡原因を解明する義務

では、遺族が患者の死亡原因を明らかにするために病理解剖を希望した場合、医師には応じる義務があるのでしょうか（死因解明義務といいます）。

診療契約上、医師は患者や家族に対し顛末報告義務があると説明しました。そのためには死亡原因を解明しなければ医師は事の顛末を報告できませんから、死亡原因が不明で遺族から病理解剖等の要望があったときには、診療契約に付随する義務として死亡原因を解明する義務があるといえます。

さらに、遺族に対し病理解剖等の死因解明に必要な措置を医師から提案すべき義務まであるかについては、裁判所の判断は分かれています※。医療事故の可能性がある場合には、医師が死亡原因を解明する措置を遺族に提案し実施したほうが、無用な医療紛争の発生や拡大を避けることができます。なお、遺族が解剖を承諾しない場合は医師に解剖する義務はありません。

家族としては患者の死を悼む感情から病理解剖の実施に強い抵抗を感じる場合が多いと思いますが、医療事故かなと思ったときは、真相解明のため、また、仮に医療ミスがあった場合には病理解剖結果が重要な証拠になる可能性がありますので、病理解剖やA・i（オートプシー・イメージング：死亡時画像診断。ＣＴやＭＲＩで遺体を検査する方法）など、死亡原因を解明する措置を取るよう医師に要請したほうがいいでしょう。

※　東京地判平９年２月25日判例タイムズ９５１号２５８頁、東京高判平10年２月25日判例タイムズ９９２号２０５頁、判例時報１６４６号64頁

第五章　損害賠償額はどのように決まるのか

第一：医療ミスの損害賠償額

医療法律相談を受けると、患者から「医療ミスで大変な思いをしたから慰謝料1億円を請求したい！」などと言われることがあります。

しかし、損害賠償額には裁判所の算定基準があり、患者がどんなつらい思いをしたかなどは関係なく、慰謝料は入通院日数や後遺障害等級などにより決まります。損害額の算定方法は国によって異なります。たとえばアメリカでは「懲罰的損害賠償」といって、不法行為に基づく損害賠償請求訴訟で加害者の行為が強く非難される場合、高額の慰謝料が発生します。高額な慰謝料を払わせることで同種の事件の発生を抑止する制度です。日本には懲罰的損害賠償の制度は存在しません。事故によって生じた損害を塡補する賠償額しか認められないので、懲罰的損害賠償を採用している国に比較すると損害賠償額は低額です。

損害賠償と慰謝料はどう違うか

損害賠償と慰謝料を同じように考えている方が少なくありませんが、損害は大きく「財産的損害」と「精神的損害」に分けられます。財産的損害には事故によって支出を余儀なくされた「積極損害」（治療関係費、入通院付添費用、入院雑費、通院交通費、装具・器具等購入費、家屋・自動車等改造費、葬儀関係費用等）と、事故に遭わなければ得られたであろう利益を失った「消極損害」（休業損害、逸失利益）があります。一方の慰謝料は精神的苦痛を慰めるために支払われるものです。

損害賠償額は示談でも裁判でも同じ

損害賠償額には裁判所の算定基準があります。交通事故訴訟における損害賠償額は、その算定基準が設けられていますが、医療事故やその他の人身事故の損害賠償額も同じ算定基準により算出されます。算定方法を知っている人が計算すれば、誰が計算してもほぼ同じ金額になります。第三章でも書きましたが、損害賠償額は示談でも裁判でも変わりません。

裁判所の算定基準により算出された損害賠償額が妥当な補償金額であり、示談交渉の落としどころとなる金額です。患者側は病院（実際は病院が契約している保険会社）から裁判所の算定基準による損害賠償額が提示されれば示談します。逆にいえば、病院側が裁判所の算定基準による損害賠償額を提示しないと示談できないことになります。損害賠償額が折り合わず裁判に進むケースの多くは、示談交渉の段階で病院側が裁判所の算定基準による損害賠償額より大幅に低い金額しか提示しなかった場合です。

例外は植物状態になった場合です。植物状態になった場合は損害賠償額が高額になるため、病院が契約している保険会社は示談に応じず、患者側は裁判所の算定基準による損害賠償額の支払いを受けるために裁判せざるを得なくなる場合が多々あります。これは交通事故のケースですが、示談交渉段階の保険会社の提示額が5000万円であったところ、裁判の結果1億6000万円を認められたことがあります。患者の年齢や年収にもよりますが、通常の財産的損害および慰謝料のほか、裁判で将来の治療関係費、将来介護費、介護ベッド代・車いす代などの将来介護用品費、家屋・自動車改造費などが損害として認められると、損害賠償額が1億円を超える場合があります。

医療ミスの損害賠償額は交通事故より少ないことも

交通事故訴訟における損害賠償額と同じ算定基準で損害賠償額が算出されると書きましたが、医療ミスの場合、交通事故に比べて裁判所の認定額が低額になることがあります。

医療事件に特有な問題として、患者にもともと何らかの病気があることが多く、これを既存障害として裁判所の算定基準による損害賠償額から差し引かれる場合があります。病院が契約している保険会社が、合理的根拠がないのに「患者にもともと重い障害があり医療ミスがあってもなくても働けなかったから休業損害も逸失利益も存在しない」などと主張することがあります。そうした場合、わずかな損害賠償額しか提示しないケースが多く、損害賠償額をめぐって裁判になることが少なくありません。

医療ミスにより重大な後遺障害を負ったけれど、適切な医療行為がなされたとしても軽度の後遺障害が残った可能性があるという場合も差額が損害となります。しかし、過失がない場合の障害の程度は憶測にすぎませんから、後遺障害等級を何級と評価するかで争うことになります。

医療ミスの損害賠償額の算出方法

医療ミスにより死亡、または重い後遺障害などの損害が発生し、医療行為の過失と発生した損害との因果関係がともに認められるケースでは、患者の生命、または身体を侵害したものとして財産的損害と精神的損害（慰謝料）がともに認められ、賠償額は高額になります。

財産的損害は患者の年齢や年収により大きく異なりますが、収入のない専業主婦でも家事従事者の年収を376万円ほどと評価し（平成28年賃金センサス女性全年齢平均賃金）、休業損害や逸失利益を算出します。

慰謝料には入通院慰謝料（傷害慰謝料）、後遺症慰謝料、死亡慰謝料があります。

入通院慰謝料は入通院日数と期間から算出され、たとえば6か月入院すると244万円、6カ月通院すると116万円、6か月入院した後にさらに6か月通院すると282万円ほどです。

後遺症慰謝料は1級から14級までの等級により金額が決まっています。1級は植物状態など障害の程度が重いもので2800万円、14級で110万円です。

死亡慰謝料は、一家の支柱だった場合は2800万円、母親や配偶者の場合は2500万円、そのほか、独身者や子ども、高齢者の場合は2000万円から2500万円です。

医療行為に過失があっても、発生した損害との因果関係が否定される場合は、損害賠償請求は認められません。しかし、因果関係が証明できなくても患者が死亡時点で生存していた相当程度の可能性、または重大な後遺障害が残らなかった相当程度の可能性があれば、

入通院慰謝料

別表Ⅰ（単位：万円）

	入院	1月	2月	3月	4月	5月	6月	7月	8月	9月	10月	11月	12月	13月	14月	15月
通院	A＼B	53	101	145	184	217	244	266	284	297	306	314	321	328	334	340
1月	28	77	122	162	199	228	252	274	291	303	311	318	325	332	336	342
2月	52	98	139	177	210	236	260	281	297	308	315	322	329	334	338	344
3月	73	115	154	188	218	244	267	287	302	312	319	326	331	336	340	346
4月	90	130	165	196	226	251	273	292	306	316	323	328	333	338	342	348
5月	105	141	173	204	233	257	278	296	310	320	325	330	335	340	344	350
6月	116	149	181	211	239	262	282	300	314	322	327	332	337	342	346	
7月	124	157	188	217	244	266	286	304	316	324	329	334	339	344		
8月	132	164	194	222	248	270	290	306	318	326	331	336	341			
9月	139	170	199	226	252	274	292	308	320	328	333	338				
10月	145	175	203	230	256	276	294	310	322	330	335					
11月	150	179	207	234	258	278	296	312	324	332						
12月	154	183	211	236	260	280	298	314	326							
13月	158	187	213	238	262	282	300	316								
14月	162	189	215	240	264	284	302									
15月	164	191	217	242	266	286										

【表の見方】

1：入院のみの場合は、入院期間に該当する額（たとえば入院3か月で完治した場合は145万円となる）

2：通院のみの場合は、通院期間に該当する額（たとえば通院3か月で完治した場合は73万円となる）

3：入院後に通院があった場合は、該当する月数が交差するところの額（たとえば入院3か月、通院3か月の場合は188万円となる）

4：この表に記載された範囲を超えて治療が必要であった場合は、入・通院期間1月につき、それぞれ15月の標準額から14月の標準額を引いた金額を加算した金額を基準額とする。たとえば別表Ⅰの16月の入院慰謝料額は340万円＋（340万円－334万円）＝346万円となる

「損害賠償額算定基準（上巻）」（日弁連交通事故相談センター東京支部）より

被害者本人の後遺症慰謝料

(単位:万円)

第1級	第2級	第3級	第4級	第5級	第6級	第7級
2800	2370	1990	1670	1400	1180	1000

第8級	第9級	第10級	第11級	第12級	第13級	第14級
830	690	550	420	290	180	110

「損害賠償額算定基準(上巻)」(日弁連交通事故相談センター東京支部)より

死亡慰謝料

一家の支柱	2800万円
母親、配偶者	2500万円
その他	2000万円〜2500万円

注1:「その他」とは独身の男女、子ども、幼児等をいう
注2:本基準は死亡慰謝料の総額であり、民法711条所定の者とそれに準ずる者の分も含まれている
注3:死亡慰謝料の配分については、遺族間の内部の事情を斟酌して決められるが、ここでは基準化をしない

「損害賠償額算定基準(上巻)」(日弁連交通事故相談センター東京支部)より

相当程度の可能性を侵害したものとして精神的損害（慰謝料）が認められます。相当程度の可能性が侵害された場合の慰謝料額は、裁判では200万円から800万円が多いですが、1500万円を認めた裁判例もあります。最近の傾向として、過失の程度が著しく、病院側が早期円満解決を希望する場合は、1500万円から2500万円余で示談をするケースが増えています。

第二：医師の説明義務違反による損害賠償額

医師に説明義務違反があっても、説明義務違反のみを理由に訴えるケースはほとんどありません。仮に医師に説明不足があっても、死亡や重大な後遺障害などの損害が発生していなければ損害賠償責任を問えず、患者が望んだ結果にならなかったという自己決定権侵害に対する慰謝料は低額なため、裁判をすると費用倒れになってしまうからです。

そのため説明義務違反による損害賠償請求は、医療事故が起きたときに検査義務違反、手技上の過失、術後管理不足などの医療行為の過失による損害賠償請求と一緒に行うのが一般的です。医療事故で過失があれば医療ミスによる損害賠償責任は認められますが、やむを得ない合併症のような過失がない場合は、医師に説明義務違反があれば説明義務違反による損害賠償責任が認められます。医師の説明義務違反による損害賠償額は、適切な説明がなされていれば患者が治療を受けなかったと考えられるか、適切な説明があっても治療を受けていたと考えられるかで大幅に変わります。ケースごとに医師の説明義務違反による損害賠償額を見てみましょう。

医療行為の過失と説明義務違反の両方がある場合

医療事故が発生し、医療行為の過失と説明義務違反が両方ある場合、医療行為の過失に基づく慰謝料のほか、休業損害や逸失利益などすべての損害が認められ、説明義務違反を問題とする実益がありません。

ただし、裁判所は慰謝料額の認定にあたって一切の事情を考慮するため、医師の説明義務違反の程度がひどいときは、慰謝料の増額理由になる可能性があります。患者や遺族は、裁判で医療行為の過失を証明することが難しいときや、過失が認められない場合に備えて医師の説明義務違反を一緒に主張することが多いです。

医療行為に過失はなく、説明義務違反がある場合

やむを得ない合併症により死亡したなど過失がない場合は、医療行為の過失に基づく損害賠償請求は認められません。しかし、医師に説明義務違反があれば、説明義務違反に基づく損害賠償請求が可能です。この場合の損害賠償額は、医師が適切に説明していれば結果が発生しなかったか否かで大きな開きがあります。

まず、医師が適切に説明していれば患者は治療を受けず、患者が亡くなるなどの結果が発生しなかったと考えられる場合は、説明義務違反と発生した結果との間に因果関係が認められます。そして過失があった場合と同様に慰謝料のほか休業損害や逸失利益などすべての損害が認められ、総額で数千万円になることもあります。たとえば予防的手術や美容整形など緊急性のない手術の場合は、手術の危険性などの説明が適切になされていれば患者は手術を受けなかったといえる場合が多く、説明義務違反と発生した結果との因果関係が比較的認められやすいとされます。ただし、美容整形の場合は、通常の医療ミスと比べて損害賠償額は一般に低額です（第六章で解説します）。

これに対して、医師が適切に説明していたとしても患者は治療を受けていたと考えられ

る場合は、説明義務違反と発生した結果との間に因果関係が認められないため、発生した結果についての損害は認められません。医師の説明義務違反により治療を受けるかどうか患者が自己決定する機会を奪われたという、自己決定権侵害に対する慰謝料が認められるにすぎません。この場合の損害賠償額は数十万円から２００万円程度が多いです。

患者が望んだ結果にならなかった場合

医師に説明義務違反があっても、説明義務違反のあった医療行為により死亡や後遺障害などの悪い結果が起きなければ、損害が発生していないので損害賠償請求はできません。

しかし、医師の説明義務違反により患者が望んだ結果（第四章で述べたエホバの証人事件の無輸血手術、乳房温存療法事件の乳房温存）にならなかった場合も悪い結果に含められるため、医療事故が発生していなくても自己決定権侵害を理由に精神的苦痛に対する慰謝料が認められます。ただし、損害賠償額が低額なため（第四章で述べたエホバの証人事件の慰謝料は50万円）、裁判をすると患者側は費用倒れになります。

顛末報告義務違反の場合

　第四章で述べたとおり、患者や遺族は、治療終了後、医師に対して診療経過などの顛末を説明するよう要求することができます。医師が患者や遺族の求めに応じなかった場合、顛末報告義務違反による損害賠償責任を問われる場合があります。説明義務違反のように患者の自己決定権を侵害したわけではないので、顛末報告義務違反の慰謝料は低額になります（慰謝料30万円を認めた裁判例として大阪地判平20年2月21日）。

　ただし、病院の対応が悪質だったため、高額の慰謝料が認められたケースもあります。出産後母子ともに死亡した医療事故で、裁判所は医療行為の過失は否定しましたが、医師が診療録等を改ざんし、替え玉に立てた看護師に偽証させたことが顛末報告義務違反の不法行為に当たるとして、１５００万円の慰謝料を認めました。また、子が出生後に死亡したのに死産として扱ったことが顛末報告義務違反の不法行為に当たるとして、２００万円の慰謝料を認めました。民事裁判中に刑事告発され、医師は偽証教唆、看護師は偽証で執行猶予付きの有罪判決を受けた特異な事案です（甲府地判平16年1月20日）。

第六章　美容整形における事故への対応策

第一：美容整形をめぐるトラブル

近年、美容整形をめぐるトラブルが後を絶ちません。美容整形が通常の医療と異なるのは、病気の治療ではなく、二重まぶたやシワ取り、豊胸など美容が目的であって、緊急性も医学的必要性もないという点です。

そして、美しく見せるのが目的ですから、医師は最善を尽くすだけでは足りず、患者の希望に沿った結果が求められます。つまり、医師には技術だけでなく美的センスも要求されます。しかし、美的感覚は人それぞれ。医師が成功したと考えても患者から失敗だといわれるケースがあります。

手術結果に加え契約に関するトラブル多数

美容整形で多いトラブルは、契約にまつわるトラブルと、美容整形手術の結果、外貌醜状（見た目にみにくい状態）が生じた場合です。

契約上のトラブルには、ホームページでは低料金を謳っておきながら、実際は高額な費用を請求されたり、「セットでお得」などと予定外の手術を勧められ高額になったり、契約後にキャンセルすると高額の解約料を請求されたり、施術の効果がないのに途中解約できず高額のローンを払い続けなければならない、などがあります。

次に美容整形手術の失敗例を挙げると——

・レーザー脱毛でやけどをし瘢痕と色素沈着が残ったケース
・シリコンバッグを入れる豊胸手術で目立つ場所に傷痕が残ったケース
・リフトアップで神経を損傷され顔面神経麻痺が残ったケース
・ニキビ除去目的でケミカルピーリングを受けたところ、顔に鶏卵大の肥厚性瘢痕が残ったケース
・エラ削りの手術で下顎骨に線状骨折を生じてプレート固定したものの、陥没変形・顔面神経麻痺・発語障害・口唇麻痺の後遺症が残ったケース
・二重まぶたの手術で左右非対称になったケース

——など、様々です。

被害者に共通するのは、雑誌の広告やホームページを見て、軽い気持ちでカウンセリングを受けるつもりでクリニックに行ったところ即日契約させられ、十分な説明がないまま

当日施術を受けて失敗するケースです。

危ない美容外科に共通する特徴

私が実際に相談を受けたケースから、危ない美容外科の注意点を挙げてみます。

①即日契約、即日施術を勧めるクリニックは危ない
②リスク説明のないクリニックは要注意
・メリットだけをアピール
・化膿・縫合不全など合併症や副作用の説明がない
・効果には個人差があることの説明がない
・効果の持続期間、再手術の必要性や再手術したときのリスク説明がない
・術後どのくらいで普通の生活に戻れるかの説明がない（術後に痛み・腫れ・内出血などが続き、普段の生活に戻れるまでに時間がかかる場合があるので注意が必要）
③看護師や事務員から手術説明書を渡されたが、医師による説明がない
④説明した医師と執刀医が異なる（執刀医は、患者の希望を聞いていないので希望に 沿

わない結果になる可能性が高い）
⑤突然、手術方法の変更を言いだし、その方法やリスクの説明がない
⑥解約・返金ルールについての説明がない

トラブルを避ける方法

トラブルを回避するには、どうしたらいいでしょうか。

美容整形の大半は自由診療であり、そのため保険が利かず、高額になります。そのうえ、施術費用や方法は医療機関によって様々です。また、合併症や手術ミスなどのリスクがあり、その場合は修正手術で完全に修復するのが難しいため、一生後遺症に悩まされるケースもあります。思いつきや軽い気持ちで医療機関を訪れるのは危険です。

まず、事前に施術の種類、料金、リスクのほか、失敗例についてもよく調べ、施術を受けるか否かを検討してください。そして施術を受けると決めても、いったん契約をしてしまうと解約・返金が難しいため、契約前に施術の内容と施術にかかる総額（その費用によって受けることができる施術の回数や範囲）、解約条件、施術の効果、合併症やリスク、効果が得られなかった場合の補償の有無などについて説明を求めましょう。十分な説明が

受けられないなど、納得できなければ決してその場で契約をせず、ほかの医療機関でセカンドオピニオン、サードオピニオンを受けることをお勧めします。

ここで、医師の説明について少し補足します。第四章で解説したとおり、医師は患者に対して説明義務を負っています。美容整形の場合には緊急性も治療の必要性もないため、できる限り詳しく説明しなければなりません。施術の内容、効果、手術の難易度、成功の可能性の程度、危険性・副作用の有無とその内容・可能性の程度などを具体的に説明する義務があるとされます（東京地判平9年11月11日、判例タイムズ986号271頁1999）。

第二：美容整形ミスの損害賠償請求

第五章で美容整形の場合、通常の医療ミスと比べて損害賠償額が低額であると説明しました。ここでは、美容整形ミスの損害賠償額が低額になる理由を説明します。

美容整形の失敗は裁判を起こしにくい

美容整形の場合、失敗されても泣き寝入りになるケースが多いです。その理由は、まずは被害者自身の問題です。法廷で美容整形の失敗について争うことを恥ずかしく感じ、裁判を起こしにくい点が挙げられます。裁判でビフォー・アフターの写真を提出し、コンプレックスを持っていることを他人からあれこれ言われるのはつらいことで、世間一般に美容整形について批判的な風潮が残っていることも裁判を敬遠する原因のひとつと言えましょう。

裁判を起こしにくい理由の2つ目は、一般の医療ミスに比べて損害賠償額が少ないことが多く、費用対効果が合わないことが挙げられます。損害賠償額が少ないと、裁判費用、弁護士費用、専門医による私的鑑定意見書料などを払うと、たとえ勝訴しても費用倒れになってしまう場合もあります。

損害賠償額の算定には裁判所による算定基準が使われることになっています。どんなにひどい目に遭い、つらい思いをしても、入通院慰謝料（傷害慰謝料と同じ）は入通院日数・期間で決まるため、入院日数や通院回数が少ないと低額になります。入通院がなければ休業損害も発生しません。美容整形は日帰り手術が大半で、入通院慰謝料、休業損害が発生しない場合が多く、修復手術で入通院があっても長期にならない限り低額になります。

後遺障害慰謝料は外貌醜状が後遺障害と認められるのが難しく、認められても低額になることが多いのです。後遺障害と認められるのは、たとえば顔面部では10円銅貨以上の大きさの瘢痕、または長さ3センチ以上の線状痕。頭部では鶏卵大面以上の瘢痕、または頭蓋骨の鶏卵大面以上の欠損。頸部では鶏卵大面以上の瘢痕。手足では露出面（上肢ではひじ関節から手部、下肢ではひざ関節から足背部）に手のひらの大きさの醜い痕を残すものとされています。さらには、人目につく程度でなければならず、たとえば線状痕の一部が眉毛などで隠れる場合は後遺障害と認められない場合があります。露出面以外の醜状障害は、上腕または大腿はほとんど全域、胸部または腹部では2分の1程度、背部および臀部は全面積の4分の1程度以上に醜状を残すものとされています。

このように外貌醜状は後遺障害と認定されること自体が難しいのですが、仮に後遺障害と認められても、モデル・俳優・タレントなど容貌が重要な意味を持つ職業でない限り、労働能力には影響しないので、裁判では後遺障害逸失利益は認められにくいのが現状です。

たとえば主婦の場合、外貌醜状が残っても、「家事をするには影響ないだろう」と評価されてしまうのです。

美容整形の損害賠償額は50万～150万円程度

美容整形で失敗した場合の損害賠償額はケース・バイ・ケースですが、治療費プラス慰謝料50万～150万円程度が相場でしょう。美容整形の失敗で人生設計が狂い、外貌醜状が一生残る場合、とても納得のいく金額ではないと思います。裁判例を紹介します。④は骨折治療のほか、修正のため5回も手術を受け、後遺障害が認められたケースです。

①豊胸手術で切開位置を誤り、目立つ傷痕が残った事案。手術費用、修復費用のほか、慰謝料150万円が認められました。※1

②レーザー脱毛によるやけどで、口角部に5ミリ×8ミリの色素沈着が残った事案。慰謝料10万円が認められました。※2

③脂肪注入豊胸手術で、臀部から脂肪吸引をしたところ、臀部に色素沈着および陥凹が残った事案。臀部脂肪吸引術相当費用および慰謝料30万円が認められました。※3

④エラ削りの手術で下顎骨に線状骨折を生じプレート固定したものの、陥没変形、顔面神経麻痺、発語障害、口唇麻痺の後遺症が残り、後遺障害等級12級相当と認定された事案。治療費、修正治療費、通院交通費、入通院慰謝料140万円、後遺障害慰謝料200万円が認められました。※4

※1　東京地判平15年7月30日、東京・大阪医療訴訟研究会編著医療訴訟『ケースファイルVol.1』（判例タイムズ社350～351頁2009）
※2　東京地判平15年11月27日、東京・大阪医療訴訟研究会編著医療訴訟『ケースファイルVol.1』（判例タイムズ社355～356頁2009）
※3　大阪地判平16年11月10日、東京・大阪医療訴訟研究会編著医療訴訟『ケースファイルVol.2』（判例タイムズ社444～447頁2007）
※4　東京地判平20年9月25日、東京・大阪医療訴訟研究会編著医療訴訟『ケースファイルVol.4』（判例タイムズ社404～409頁2010）

示談に応じない悪徳美容外科への対処法

失敗を繰り返す美容外科は、患者が裁判を起こしにくいことを知っています。そのため「裁判を起こすならどうぞ」とばかりに開き直り、患者が損害賠償を求めても示談に応じないケースが少なくありません。医療機関側が示談に応じなければ、患者は泣き寝入りすることになってしまいます。

近ごろ、海外に行って美容整形を受ける方も増えていますが、国内でも損害賠償が難しいのですから、ましてや海外で手術を受けて事故に遭うと、さらに損害賠償請求が難しくなります。後遺症で苦しむのは一生ですので、くれぐれも軽い気持ちで美容整形を受けないように気をつけてください。

泣き寝入りしないためにはどうすればいいのか。美容整形の失敗の場合、損害賠償額が少ないことが多いため、弁護士に依頼すると費用のほうが余計にかかってしまうことがあります。当事者同士で話し合いができないときは、第三章で解説した裁判外の紛争解決手続きである「医療ＡＤＲ」の利用をお勧めします。医療に詳しい弁護士があっせん人・仲裁人になって医療機関との話し合いや示談を進めてくれる非公開の手続きで、患者自身で申し立てられるため弁護士を頼まずにすみます。

第三：無資格者による施術の問題

「アートメイク」という言葉の響きからメイク感覚で気軽に利用してしまいそうですが、無資格者の存在には気をつけなければなりません。感染症など保健衛生上の危害を生じるおそれがあることから、医師資格のない者が施術することは禁止されています。

逮捕者続出！　無資格者によるアートメイク

無資格者によるアートメイクで逮捕者が続出しています。アートメイクとは針で皮膚に色素を入れる落ちないメイクのことで、眉やアイラインに入れることが多いです。アートメイクは医療行為なので医師または医師の指示のもとに看護師が行う必要があります。

しかし、比較的簡単にできるため、無資格者が施術してトラブルになることが多いのです。化膿して腫れたり、アイラインのアートメイクで角膜が傷つけられたりするケースもあります。無資格者のアートメイクは医師法17条（医師でなければ、医業をしてはならない）違反で、法定刑は3年以下の懲役もしくは100万円以下の罰金、またはその両方です。

また、看護師が医師の指示を受けずに施術をすることは、保健師助産師看護師法37条に違反するため、医師不在で看護師が施術をすると6月以下の懲役もしくは50万円以下の罰金、またはその両方となります。

無資格者によるレーザー治療も違法

レーザー脱毛やケミカルピーリングはいずれも医療行為であり、無資格者が行うと医師法違反になります。レーザー脱毛でやけどを負い、瘢痕や色素沈着を起こすケースが非常に多いです。シミ取りのためレーザー治療を受けたところ、やけどを負い、シミの何倍もの大きな瘢痕が残ったケースもあります。

ケミカルピーリングは、皮膚の表面に酸性の薬剤を塗布して、古くなった角質や毛穴に詰まっている角栓老廃物などを溶かして除去する施術です。ニキビの除去目的でケミカルピーリングを受けたところ、顔にニワトリの卵大の肥厚性瘢痕が残ったケースもありました。

無資格者による施術は、やけどなどをした被害者が警察署に相談して発覚するケースが多いようです。逮捕されるのはごく一部にすぎず、まだまだ無資格者の施術が横行している可能性があります。健康被害を生じる危険もあり、くれぐれも気をつけてください。

第七章

Q&Aでわかる医療事故のすべて

【医療紛争準備編】

Q1 医療ミスが疑われる場合、何をすべきでしょうか？

まず初めに、診療経過を記録することが必要です。現実に行われた診療内容（検査、治療、手術、投薬、点滴など）、医師・看護師の説明内容、検査値や患者の病状などを時系列にまとめた詳細な記録を作成しましょう。

医師・看護師の説明は言葉どおりに記録します。医師の診療経過の説明は一般の方には難解ですので、医師にイラストをお願いし解説してもらったり、ＩＣレコーダで録音したりするといいでしょう。あとで「言った／言わない」のトラブルになることが防止でき、ご自身でインターネットや医学書を使って調べるときにも便利です。時系列で診療経過を記録することで問題点を整理することができますし、あとで弁護士に相談するときや、証拠保全（Ｑ10参照）の申し立ての際にも役立ちます。

疑問点が整理できたら、患者側から医師に対して、詳しい説明を求めましょう。ただし、医療ミスがあったかが不確かな段階で医師・看護師の責任を追及する態度を見せると、医師らとのコミュニケーションがうまく取れなくなったり、医師らが訴訟を起こされるのではないかと身構えたりする可能性があります。最悪のケースでは、カルテに訴訟を想定した弁解的な記載をしたり、改ざんや隠匿をしたりするおそれがあり、得策ではありません。医師には、患者の病状や診療経過などについて説明する義務がありますので、患者の権利として医学的な疑問点について具体的な説明を求めるというスタンスが大切です。

Q2　いつ弁護士に相談したらいいのでしょうか？

「医療事故・医療ミスかな？」と思ったらすぐに弁護士に相談しましょう。患者本人が病院に対し責任を追及すると、カルテが改ざんされるなど大切な証拠を失う危険性がありま す。また、交渉が決裂してからご相談にみえる場合もありますが、感情のもつれから示談ができなくなることがあります。病気で早期治療が大切なように、法律問題も早く弁護士に相談したほうがよりいい解決を図れる場合が多いです。

Q3　弁護士に相談する前にやってはいけないことがありますか？

カルテ等の自己開示請求は、弁護士に相談してからにしましょう。最近、カルテ等の自己開示請求（カルテ、検査データやレントゲン・CTなど画像のコピーを病院から提供してもらうカルテ等の入手方法です）をしてから医療法律相談にみえる方が増えました。

しかし、カルテ等の自己開示請求にはリスクがあります。多くの医師・病院は、患者や家族からカルテの自己開示請求がなされると、訴訟を起こされるのではないかと身構えてしまいます。本当に医療ミスがあった場合、カルテの改ざんや隠匿がなされてしまう危険があります。カルテの改ざんや隠匿なんて滅多にないと思われる方が多いと思いますが、実際は、改ざんや隠匿があるのが普通です。カルテは、医療訴訟では最も重要な証拠ですから、改ざんや隠匿が行われてしまうのは患者側にとって致命的なことです。

カルテ等の開示請求先の病院が、医療ミスを起こした病院の前医や後医など当事者ではない場合は、改ざんや隠匿のおそれはほとんどありませんので、カルテ等の自己開示請求を利用することが可能です。もっとも、相手方病院に対しカルテ等の証拠保全（Q10参照）をする前に前医や後医にカルテ等の自己開示請求をすると、前医または後医から相手方病院に対し、患者からカルテ等の開示請求があったことを連絡される可能性があります。そのため、相手方病院のカルテが改ざん・隠匿されるおそれがあり、開示請求のタイミングには注意が必要です。

Q4　弁護士に依頼する前に注意すべきことがありますか？

初めて相談した弁護士にいきなり依頼するのではなく、複数の弁護士に相談してから最終決断することをお勧めします。弁護士の専門知識の程度、相性の良し悪しなどは、1回の法律相談ではわからないものです。医師の良し悪しがわからないのと同じです。弁護士選びも慎重にしないと、医療ミスに遭って、さらに弁護ミスの被害にも遭うことになりかねません。病気のとき複数の医師にセカンドオピニオンを求めるように、医療法律相談でも複数の弁護士にセカンドオピニオンを求め、納得のいく弁護士を選ぶことが大切です。注意すべき弁護士の特徴については第三章をご覧ください。

Q5　法律相談後はどのように紛争を解決していくのですか？

医療事故後の大きな流れは、①「カルテ等の収集」、②「過失調査」、③「示談交渉」、④「訴訟」です。カルテ、CTやMRIなどの画像記録、検査データなどの診療記録は、医療ミスを証明する最も重要な資料になります。前医や後医がある場合は、相手方医療機関のみならず、前医や後医の診療記録も入手します。

診療記録を入手したら、弁護士がそれを分析します。そこから医師に対する質問書を作成し、問題となっている科の専門医に過失調査を依頼します。医療事件では、この過失調査が大変重要です。専門医による過失調査がなければ真相は解明できず、示談交渉を有利に進めることができません。

過失調査の結果、過失がある場合は示談交渉へ進みます。しかし、過失があっても証明することが困難なときは、過失調査のみで終了して示談交渉には進まない場合があります。病院側が示談交渉で過失を争うときは、提訴（裁判を起こすこと）せざるを得なくなります。ただし、第三章で紹介した医療ＡＤＲという、裁判によらない紛争解決手続きが利用されるようになってきています。当事者間で話し合いができないときでも、医療ＡＤＲで示談が成立する可能性がありますので、いきなり裁判を起こすのではなく、医療ＡＤＲに申し立て、第三者を入れて話し合うのも紛争解決の選択肢のひとつです。

Q6　カルテ等の診療記録は、どうやって入手すればいいですか？

カルテ等の診療記録の入手方法には、「証拠保全手続」と「自己開示請求」の2通りがあります。証拠保全手続は、裁判所に申し立てて行う裁判所による手続きです。自己開示請求は、患者もしくは患者の代理人が医療機関に診療記録の謄写（コピー）を直接依頼する方法です。

Q7　カルテ等の証拠保全、自己開示請求のメリット・デメリットは？

カルテ等の改ざん・隠匿防止の点では証拠保全手続が優れ、費用の点では自己開示請求が優れています。証拠保全手続は、費用はかかりますが、カルテ等の改ざん・隠匿を防ぎ、診療に関する一切の資料を入手できるというメリットがあります。カルテ等の自己開示請求はコピー代など実費のみで費用は抑えられますが、カルテ等が改ざん・隠匿されるおそれがあります。

Q8　カルテ等の自己開示請求は、どのようにするのですか？

病院の受付で、カルテ等のコピーを依頼すると、名称は医療機関によって様々ですが、申込用紙（「診療記録閲覧申込用紙」「診療記録の開示申請書」など）を渡されます。必要事項を記載して提出すれば、通常は開示請求をして数週間から1か月ほどでコピーの交付を受けられます。カルテ等の開示請求の際に、本人確認の書類（診察券、運転免許証ないし健康保険証）の提示が求められます。必要な書類は医療機関ごとに多少異なりますので、あらかじめ電話で必要書類を確認しておいたほうが無難でしょう。また、申込書は郵送可能であっても、カルテ等の交付は手渡しという病院もありますのでご注意ください。

Q9 カルテ等の自己開示請求をする際に、注意する点はありますか?

カルテ等の開示申請書には、開示を希望する資料の種類と期間を具体的に記載する必要があります。診療記録の一部しか開示されない場合がありますので、カルテ等のコピーの交付を受けたら、必要な資料がすべて揃っているかを確認し、不足があれば再度開示請求します。

カルテ等の自己開示請求をすると、医師が提訴されるのではないかと身構えてカルテ等を改ざんしたり、隠匿したりする場合があります。診療記録は医療事件の唯一の証拠といっても過言ではありません。その大切な証拠が改ざん・隠匿されてしまうと、過失などを証明することができなくなってしまいます。そのため、相手方病院からカルテ等を取り寄せるときは、通常、証拠保全手続を利用します。

相手方病院の前医や後医から診療記録を入手する場合は、カルテ等の自己開示請求をしますが、必ず先に相手方病院に対する証拠保全を実施しましょう。証拠保全より先に前医や後医にカルテ等の自己開示請求をすると、相手方病院に連絡が行き、証拠保全前にカルテ等の改ざん・隠匿がなされる危険があるからです。

Q10　証拠保全とはどのような手続きですか？

裁判所の手続きによってカルテ等の診療記録を入手する方法です。自己開示請求にはカルテ等の改ざんや隠匿などのリスクがあります。しかし証拠保全は何の前触れもなく、裁判所によって突然実施されるため、医療機関にはカルテ等を改ざんする余裕はありません。証拠保全は患者側の申し立てにより、相手方病院にカルテ等の改ざん・隠匿の危険があるなど、保全の必要があると裁判所が認めると決定が下されます。相手方病院以外の病院（相手方病院の前医や後医）については、通常、証拠保全は実施できません。前医や後医のカルテ等は、相手方病院に対する証拠保全を実施した後、自己開示請求で取り寄せます。

Q11　証拠保全はどの弁護士に頼んでも同じですか？

医療事件を専門とする弁護士に依頼しましょう。医療事件の経験が乏しい弁護士が証拠保全のみを受任することがありますが、第三章で解説したように、経験の浅い弁護士に依頼すると、後々不都合が生じます。

証拠保全には、その症例ごとにポイントがあります。たとえば手術中の事故が問題になっている場合には麻酔記録、手術記録、術中動画、看護記録などを入手する必要があります。術後管理が問題になっている場合は、バイタルの記録や検査データを、感染症治療の適否が問題となっている場合は培養検査の結果、血液・尿検査結果などを証拠保全で入手する必要があります。電子カルテの場合は、更新履歴も入手します。証拠保全に入ると、医療機関側が患者のカルテ等を提出しますが、必要な資料が抜けていることが少なくありません。弁護士から問いかけて、あとから大事な資料が出てくることも少なくありません。医学的知識や経験の乏しい弁護士が証拠保全をすると、問題点を認識していないため、大切な証拠を入手できない場合があります。

本来あるべき記録がないようなときは、裁判官に申し立てて、当該記録がないことを「調書」に残してもらう必要があります。これによって、医療訴訟になったとき、あるべき記録がないという証拠を作ることができるのです。このような機転は医療専門弁護士のみなせるわざです。前医・後医がある場合、相手方病院に証拠保全をした後、前医・後医にもカルテ等の自己開示請求をする必要があります。この順番を間違えると、前医または後医から相手方医療機関にカルテ等の開示請求のあったことが伝わり、証拠保全前にカルテ等が改ざん・隠匿される危険があります。医療事件の経験に乏しい弁護士ですと、不注意から相手方病院にカルテ等の改ざん・隠匿を許す結果になりかねません。

Q12　証拠保全手続に本人が立ち会うことは可能でしょうか？

証拠保全手続に本人が立ち会うことは可能ですが、その必要はありません。証拠保全手続には、申し立てをした患者側弁護士が立ち会います。弁護士は、カルテ等に改ざん箇所がないか、必要な資料が揃っているかなどを確認し、不足があれば裁判官を通して病院側に提出を求めます。また、改ざんや不足資料があれば裁判所の調書に残すよう求めます。

証拠保全手続は、裁判所が医療ミスの有無を判断する手続きではないため、証拠保全で医療機関・医師・看護師などに医療事故の内容について説明を求めることはできません。したがって、証拠保全手続に本人は立ち会わないのが一般的です。

Q13　カルテ等の入手までにどのくらいの時間がかかりますか？

申し立て後、1～2週間で裁判官面談があり、証拠保全の申立書の内容について質疑応答し、裁判所から決定が出ると1～2か月で証拠保全が実施されます。検証調書が作成され、謄写請求まで約1か月程度ですが、これはあくまで目安です。最短では1か月以内にカルテ等が入手できたケースもあります。裁判所が多忙だったり、日程が合わない、カルテ等の量が多いなどの場合は、より時間がかかる場合もあります。

Q14 カルテ等の改ざん防止以外にも証拠保全のメリットは？

患者本人がカルテ等の自己開示請求をした場合、診療記録に不足があったり、検査データや画像記録等を入手していなかったりなど、必要な資料を入手できていない場合もありますが、証拠保全は診療にかかわる一切の資料を一度で入手できるメリットがあります。

また、医療訴訟では医療機関側が診療記録を証拠として提出することになっています。証拠保全で入手した診療記録と訴訟で医療機関側から提出された診療記録に違いがあったり、証拠保全で提出されなかった資料が出てきたりすることもあります。証拠保全において本来あるべき資料がなかった場合、その旨を記載した検証調書が有利な証拠になる場合もあります。このように証拠保全手続には、自己開示請求にはない様々なメリットがあるのです。

Q15 なぜ過失調査は必要ですか？

医療の特殊性から、調査してみないと過失か否かを判断できないからです。たとえば、虫垂切除（盲腸炎）の手術を受けたところ、意識不明の状態になり、数日後に死亡したケースで考えてみます。何かミスがあった疑いはありますが、手術中にどのようなミスがあったのかは遺族にはわかりません。麻酔にミスがあったのかもしれませんし、手術手技にミスがあったのかもしれません。また、誤った薬剤が投与された可能性だってあります。手術中に何が起こったかを知るためには、まずは手術記録、麻酔記録等の診療記録を精査し、事実関係を明らかにする必要があります。

しかし、カルテ等で事実関係を確認したとしても、医学的知識がなければ、それが医師や医療機関に責任を問えるほどの過失と言えるかどうかは判断できません。そこで、医学文献を調べたり、専門医にカルテ等を分析してもらったりする必要があり、そのために過失調査は必要不可欠なのです。

もっとも、専門医による過失調査で過失が指摘されたとしても、必ずしも医師や医療機関に責任を問えるとは限りません。医学的な意味での過失（不適切な医療行為）と、法的責任追及可能な（損害賠償請求ができる）過失は異なります。たとえ複数の不適切な医療行為があったとしても、法的責任追及可能な過失は通常その一部にすぎず、過失が認められない場合もあります。この法的責任追及可能な過失とは、①医師・看護師らが当時の医学水準にかなった適切な医療行為を実施せず（過失）、②その過失と後遺障害や死亡などの発生した結果との間に因果関係があり、かつ、③証明が可能な過失のことです。

法的責任追及可能な過失でなければ、示談交渉や医療訴訟で損害賠償請求をすることはできないため、医療事件では過失調査が大変重要なのです。

Q16 過失調査はどのようにするのですか？

医師にカルテや画像記録を分析していただき、過失の有無および過失と後遺障害や死亡など、発生した損害との因果関係の有無について意見をもらいます。ただ、大量の資料を多忙な専門医がすべて詳細に分析するのは困難であり、大事な点を見落とすおそれもあります。そこで、カルテ、検査データ、画像記録などを、まずは弁護士が調査します。具体的には、診療経過を時系列で整理し、調査すべき医療行為をピックアップして、医師に対する質問書を作成します。

次に、医療事故で問題となっている専門分野の医師に過失調査を依頼します。医師にカルテや画像記録など、すべての診療記録を渡して分析・調査を依頼します。そして、質問書に対する回答をいただきます。

過失調査結果は、通常、医師に意見書（匿名コメント）を作成していただきます。医師が口頭での回答を希望する場合には、弁護士が協力医と面談して、その結果を過失調査報告書にまとめます。過失調査結果を裁判所に証拠として提出する場合には、医師に「私的鑑定意見書」の作成を依頼します。裁判所に提出する「私的鑑定意見書」は作成者の名前を明示します。

Q17　過失調査には、どのくらい時間がかかりますか？

平均すると3～6か月程度ですが、ケース・バイ・ケースです。カルテ等の量が少ないと比較的短期間（1か月以内）で調査できる場合もあります。しかしカルテ等が大量にあり、動画が何時間にも及ぶなど調査対象資料が多かったり、過失調査を依頼する医師が多忙だったりする場合、または複数の専門分野の医師に過失調査を依頼する必要がある場合などは、6か月以上かかることもあります。

弁護士は、証拠保全や自己開示請求でカルテ等を入手した後、カルテ等を分析して診療経過をまとめ、不明な点があれば相手方医師や医療機関に質問書を送り、回答を求めます。資料が不足している場合は相手方病院に必要な資料のコピーを送るよう依頼し、事実関係を明らかにしたうえで、協力医に対する質問書を作成します。ですから、カルテの量が膨大で（カルテが1万ページを超えたケースもありました）、相手方病院からの回答や資料送付が遅れると、過失調査期間が長引いてしまいます。

事実関係を整理した後、各専門分野の医師にカルテや画像記録など診療記録一式と質問書を送り過失調査を依頼しますが、臨床医として多忙な医師に調査していただくのでカルテ等の量が多い場合はどうしても調査に時間がかかってしまいます。過失調査は相手方医師や医療機関に対し責任を問えるか否かの根幹部分ですので、急がせて不十分な調査に終わるよりは時間がかかっても医師に詳細にカルテ等を分析していただくことが大切です。

Q18 弁護士に過失調査を依頼するときに注意すべき点は？

過失調査したところ、過失がない、不適切な医療行為はあるが過失とはいえない、過失と後遺障害や死亡などの発生した結果との間に因果関係がない、過失や因果関係があっても証明できないといったケースもあります。過失調査の結果、法的責任追及が困難である場合、相手方病院に損害賠償請求することはできません。過失調査の目的が真相解明であれば過失調査は有意義ですが、過失調査の主な目的が損害賠償請求である場合、過失調査に要した費用が回収できなくなります。

ですから、患者や家族は、弁護士に過失調査を依頼する前に、調査の目的が何かを明確にする必要があります。過失調査してみなければ過失の有無はわかりませんが、事案によっては結果がある程度予測できるケースもあるので、過失調査を依頼する前に、調査の目的・内容、調査結果の見通し、調査費用などについて弁護士と相談し十分な説明を受けましょう。

Q19　過失調査で法的責任追及が困難な場合は何もできない？

相手方病院に説明会の開催を求め、患者や家族の思いを伝えたり、事故の再発防止策を求めたりすることができます。法的責任追及が困難なものには、そもそも過失がない場合のほか、過失とはいえないが不適切な医療行為がある、過失はあるけれど因果関係がない（たとえば死亡原因が不明）、過失や因果関係を証明できないなどの場合があります。過失がない場合はともかく、不適切な医療行為が複数あるとか、過失はあるのに証明できない場合、患者や家族としては納得するのが難しいのではないでしょうか。

このような場合に相手方病院に説明会の開催を求め、担当医師や看護師に医療行為の問題点を指摘して説明を求めたり、事故の再発防止を求めたり、患者側の心情を伝えることができます。何もしないで泣き寝入りするのはどうしても納得がいかない場合は、担当医師・看護師らと直接話すことで気持ちの整理がつくこともあるでしょう。

また、診療経過中に担当医師から患者や家族にほとんど説明がなく、後遺障害を残したり、死亡して退院となった際にも十分な説明を受けられなかった場合に、診療経過や死亡原因等について詳しい説明を受けるために説明会を利用することも可能です。

Q20 医療機関に説明会を開催してもらうには？

患者や家族が病院長に説明会の開催を求める手紙を出す方法と、弁護士を通して病院に説明会を開催してもらう方法があります。本人が医療機関に説明会の開催を求める場合は、病院長宛てに手紙（配達証明）を出します。病院長宛てにすることで、病院として医療事故の問題に対応していただけるようになります。配達証明で送るのは、差出人に配達しましたという配達証明書が届くうえ、病院へ送られる膨大な郵便物に混ざって見落とされるのを防げるからです。手紙には、①患者の氏名・生年月日・患者ID、②診療期間、③説明会で説明を求める医師や看護師名、④説明を求める事項を簡潔に記載します。

説明会の開催を弁護士に依頼することもできます。仮に説明会を開催してもらっても、医学的知識がないと病院側の一方的な説明に終始してしまうおそれがあります。医療事件を専門とする弁護士に依頼すると患者側が主導して医師らに説明を求めることができますので、患者側にとってより有益な説明会にすることが可能です。

Q21　説明会に向けてどのような準備が必要ですか？

カルテ等を精査し、説明会用の質問事項書を作成します。過失調査が終わっていれば過失調査結果に基づき、過失調査を実施していないときはカルテ等を調べて質問事項書を作成します。説明会を有益なものにするため、あらかじめ質問事項書を作成しておくことが大切です。説明会には担当医師のほか、通常は病院長、事務長、看護師長など複数の医療関係者が同席します。ですから事前に質問事項書を用意して説明会に臨まないと、緊張して何も言えなくなるということになりかねません。

質問事項書は、相手方医師らの反論を想定して作成するのがポイントです。また、患者側と医師側の見解に食い違いがあるときなどは、「何月何日のカルテのどこにこう書いてあります」といった事実関係の指摘ができると効果的です。質問事項書を作成しながらカルテの重要なところに付箋をつけ、カルテのどこに何が書いてあるかがすぐにわかるように、カルテのページ数を書き入れた診療経過一覧表（時系列で診療内容をまとめたメモ）を作成するといいでしょう。

説明会の根拠は医師の患者に対する診療経過についての説明義務にありますので、説明を求める事項は診療経過が中心になります。診療経過の説明の後、賠償の話になることもありますが、メインは診療経過に関する質問だと考えてください。説明会の冒頭から損害賠償を求めると、病院弁護士と交渉するように言われ、診療経過に関する説明を受けられない可能性があります。説明会に患者弁護士が立ち会う場合は、患者弁護士が患者側の質問内容を整理したり、医師に補足説明を求めたりして進行をサポートしますが、説明会の目的や根拠を考えますと、患者や家族が主体となって質疑応答するのが望ましいといえます。

Q22　過失調査で過失が認められたら、その後どう進める？

まずは示談交渉し、示談が不成立の場合は、医療ＡＤＲを申し立てるか訴訟となります。過失調査の結果、法的責任追及可能な過失があるという結論に至れば、相手方病院に損害賠償請求します。この場合、まず示談交渉から始め、いきなり裁判はしません。裁判所は膨大な数の事件を抱えており、示談交渉の努力をしないでいきなり提訴されるのを嫌います。手は尽くしたけれど裁判以外に手段がないという段階になって提訴する必要があります。示談は、裁判に比べて事件を早期かつ円満に解決できるというメリットがあります。しかし病院が示談に応じない場合には、医療ＡＤＲを申し立てるか提訴せざるを得ません。

Q23　示談交渉はどのようにするのですか？

受任通知を相手方病院に送り損害賠償請求します。示談交渉のなかで説明会の開催を求めたり医療照会をしたりすることもできます。一般民事事件では弁護士が相手方に損害賠償金の支払いを求める内容の受任通知書（弁護士が代理人となったことを相手方に知らせる書面）を送り、相手方と書面によるやりとりをして交渉を進めます。医療事件でも基本的には同じですが、患者や家族が医療事故について医師や病院と直接口頭で話したい場合（たとえば、金銭的解決だけではなく、事故の再発防止を病院に求めたいケースなど）には、病院に説明会を開いてもらい口頭で話し合うこともあります。診療経過について示談交渉で医療照会書（質問書）を送り、担当医師に回答を求めることもあります。これにより事実関係や医師・病院の見解が明らかになります。

Q24 医療機関が示談に応じない場合もありますか？

明らかな過失があっても、病院が示談に応じない場合があります。過失が明らかなのに病院が過失を否定し、「裁判をするならどうぞ」と言ってくる場合もあります。

一方、過失があるものの証明することが困難で、裁判で患者側が勝つのが難しいような事件は病院が示談に応じる場合もあります。示談が成立するか否かは、過失の有無というより、病院や病院弁護士の方針によるところが大きいと思います。多数の医療訴訟を抱えている病院の場合、裁判慣れしているのか、病院弁護士に丸投げしているため示談に応じないケースが多いです。損害賠償請求額が少額の場合も、病院が示談に応じない可能性があります。患者側が裁判を起こしても費用倒れになるので、裁判を起こされることはないだろうという考え方があるからです。

また、公立病院では示談ができない場合もあり、裁判を起こすことになります。たとえば市民病院で起きた医療ミスの場合、通常、市議会の議決がないと損害賠償金を支払えないため、病院側から提訴するよう患者側に要請があり、裁判上の和解をするか、判決をもらってから議会にかけられることもあります。過失に争いはないけれど、損害賠償額で双方の見解がかけ離れていて示談が難しいときも、裁判で決着をつけることになります。こうしたケースでは損害賠償額に争いがあるだけなので、裁判上の和解になることが多いです。

Q25 医療ADRはどんなときにお勧めですか？

医療ADRは、本人でも申し立てられるので、弁護士に示談交渉を頼むと費用倒れになるようなケースで、当事者間の交渉が難しいとか、第三者を入れて話し合いたいときなどに利用をお勧めしています。

ただ、医療ADRでは相手方の出席は任意なので、患者側が医療ADRを申し立てても病院側が欠席すればそのまま終了してしまいます。病院が過失を認めていて損害賠償額が争点となっている場合には、医療ＡＤＲであっせん人から和解案を提示してもらい解決する可能性があります。病院が過失を認めず争う場合には、提訴せざるを得ないことになります。

また、医療ＡＤＲは患者側だけではなく病院側が申し立てることも可能です。最近は医療機関にも医療ＡＤＲによる紛争解決方法が知られるようになり、病院から医療ＡＤＲを申し立てるケースが増えています。当事者同士の話し合いに行き詰まったけれど裁判にしないで解決したいとき、ぜひ活用してほしい制度です。

第八章

Q&Aでわかる医療事故のすべて
【医療訴訟実践編】

Q1 医療ミスで問われる医師・看護師の法的責任とは？

医療ミスを起こした場合、医師・看護師、その他の医療従事者は、民事責任、刑事責任、行政責任の3つの法的責任を問われる可能性があります。通常は、患者や遺族から民事責任（損害賠償責任）を追及されるのみです。

しかし、医療ミスにより患者が死亡したり、重大な後遺症が残ったりした場合は、刑事事件になる場合もあります。刑事事件になると刑事責任（刑法211条業務上過失致死傷罪5年以下の懲役もしくは禁錮または100万円以下の罰金）が問われます。刑事事件で罰金以上の刑に処せられると、厚生労働大臣が医道審議会の意見を聴いて行政処分（戒告、医業停止、免許の取消し）を下します（医師法7条、保健師助産師看護師法14条等）。

民事裁判では、医療ミスを起こしたのが勤務している医師や看護師の場合、個人を訴えることはできますが（民法709条）、医療従事者を被告にすることは比較的少ないです。罪を憎んで人を憎まずの精神で、医療従事者個人を紛争の当事者にして仕事に支障をきたさぬよう、また、医師の将来を考えて、患者家族があえて個人を被告にしないよう願うことも少なくありません。勤務医が被告になるのは、患者家族に対する対応がよほどひどかったか、あるいは患者弁護士の方針によるものと考えられます。通常は病院を開設している法人を被告として使用者責任（民法715条）を追及することが多いです。これは不法行為責任といって、交通事故と同様に当事者間に契約関係がない場合の責任追及の方法ですが、患者と病院は診療契約を締結しているため、病院を開設している法人（個人病院や診療所の場合は開設している医師）に対する契約上の責任、すなわち、債務不履行責任をあわせて追及します（民法415条）。

Q2　医療訴訟で、裁判はどのように進むのですか？

大きな流れは、訴えの提起、第1回口頭弁論、争点整理手続、集中証拠調べ、和解または判決です。第1回口頭弁論期日以降、争点整理手続で争点を絞り込み、集中証拠調べで担当医師や原告本人らに対する尋問を行い、必要に応じて鑑定（裁判所が選任した医師に意見を求めること）を実施して、和解ないし判決で終了します。

Q3　医療訴訟の訴状にはどんなことを記載するのですか？

「請求の趣旨」と「請求の原因」を記載します。請求の趣旨は、原告が求める判決の結論部分です（たとえば、被告は原告に対し金〇円を支払え、などと記載します）。請求の原因とは、請求を特定するのに必要な事実のことです。請求原因には証拠を引用しながら、事実経過・過失・結果・因果関係・医学的知見・損害額などを記載します。

請求原因には以下の事項を記載します。

「事実経過」：カルテ等の診療記録に基づいて過失の認定に重要な事実を中心に診療経過などを具体的に記載します。

「過失」：過失の内容をできる限り特定して記載する必要があります。医療機関のすべての過失を挙げるのではありません。後遺障害や死亡など発生した結果との間に因果関係があり、証明できる過失を主張します。

「結果」：後遺障害や死亡等を明示して記載します。

「因果関係」：「過失」と発生した結果との間の因果関係を明確に記載します。

「医学的知見」：問題となっている医療事故を理解するうえで必要な医学的知見を説明します。

「損害」：算定根拠を明示して損害の内容および損害額を記載します。

そのほか、証拠保全を行った場合は、証拠保全を実施した裁判所名、事件番号を記載します。

Ｑ４｜訴状にはどのような書類を添付しますか？

診療記録、医学文献、私的鑑定意見書、損害立証のための領収書などを添付します。医療訴訟では被告である医療機関側が乙号証として、カルテ等の診療記録を提出することになっています。相手方病院の前医・後医の診療記録は、原告である患者側が甲号証として裁判所に提出します。カルテの記載のうち、英文や独文、判読不明の部分は、カルテを提出する側が翻訳をつけます。私的鑑定意見書は、原告・被告双方から提出します。提出時期は決まっていませんが、原告は提訴のとき、訴状に添付するのが望ましいとされます。私的鑑定意見書を提訴の際に提出できない場合は、遅くとも争点整理手続の終結までには提出すべきとするのが裁判所の審理運営方針です。私的鑑定意見書には、作成者の氏名を明示することとされています。

Ｑ５｜第１回口頭弁論期日では何をするのですか？

訴状・答弁書の陳述、書証の提出の後、次回期日を決めます。裁判所が原告や被告に次回期日までに特定の書証の提出を求めたり、準備書面の提出期限を指示することもあります。訴状を提出後、通常は1か月から1か月半後に第1回口頭弁論が開かれます。被告は第1回口頭弁論までに「答弁書」を提出します。答弁書には原告の主張に対する認否・反論を記載しますが、請求の趣旨に対する答弁（原告の請求を棄却する。訴訟費用は原告の負担とする）を記載し、請求の原因については「追って認否する」と記載して、あとで提出する準備書面で具体的な認否反論をする場合があります。被告は第1回口頭弁論までに答弁書を提出し、第1回口頭弁論期日は欠席することがあります。

Q6 争点整理手続ではどのようなことをするのですか？

原告・被告が相手方の主張に対する認否、反論、主張を相互に繰り返し、争点を絞っていきます。

(1) 争点整理手続の概要

第1回口頭弁論期日以降は、原告が訴状で主張した事実経過と、過失・結果・因果関係・損害等に対し、被告が認否・主張をするとともに、診療経過一覧表を提出します。原告は被告の主張および診療経過一覧表に対し認否や主張をし、過失内容を特定します。原告・被告は相互に認否・主張を繰り返しながら医学文献や私的鑑定意見書などの書証を提出します。過失内容が争われる場合には私的鑑定意見書を複数提出することもあります。

裁判所は原告・被告双方に十分な主張と証拠の提出を促します（訴訟指揮といいます）。各期日の後、裁判所は期日で話し合われた内容や次回期日までに原告・被告が準備すべき事項を記載した書面を当事者に送付し、当事者と裁判所間の認識を共通のものにして訴訟の進行の円滑化を図ります。争点が絞り込まれると裁判所が争点整理案を作成します。

(2) 過失の主張・立証

まず、「過失」の内容、すなわち、「誰が、どの時点で、何を行うべきであった」、あるいは、「行うべきではなかった」を具体的に特定します。次に、医学文献などを用いて、過失に関する医療事故当時の一般的医学的知見を明らかにし、私的鑑定意見書などを用いながら事案に当てはめ、過失を証明します。原告の主張する過失が特定されていないと、敗訴することがあります。また、原告は過失を証明する責任を負っているので、裁判官が確信をもつレベルまで有力な証拠を提出して証明する必要があります。

(3) 因果関係の主張・立証

因果関係の立証とは、過失行為から後遺障害や死亡などの結果が発生した機序を明らかにすることです。適切な医療行為を行った場合に想定される結果と比較しながら、過失行為がなければそれらの結果が生じなかったことを主張します。

(4) 損害額の主張・立証

損害額は交通事故で採用されている損害項目、算定基準に基づいて主張・立証します。給与明細書または確定申告書の写し、領収書などを書証として提出します。後遺障害は後遺障害診断書を提出し、交通事故の後遺障害別等級表[※1]および労災補償の障害等級認定基準[※2]に基づいて主張・立証します。

※1 公益財団法人日弁連交通事故相談センター東京支部編『民事交通事故訴訟 損害賠償額算定基準』2017版
※2 一般財団法人労災サポートセンター『労災補償 障害認定必携』第15版2011

Q7 医療訴訟ではどのような損害項目が請求できるのでしょうか？

請求する損害項目は、交通事故の場合と同じですが、医療事故の内容によっては認められないものもあります。主な損害項目は以下のとおりです。

(1) 後遺障害がないケース

治療関係費、入院雑費、通院交通費、装具・器具等購入費、休業損害、入通院慰謝料（傷害慰謝料）、文書料

(2) 後遺障害があるケース

治療関係費、入院雑費、通院交通費、装具・器具等購入費、休業損害、入通院慰謝料（傷害慰謝料）、後遺症害逸失利益、後遺症害慰謝料、文書料

(3) 死亡のケース

治療関係費、入院雑費、通院交通費、葬儀関係費用、休業損害、入通院慰謝料（傷害慰謝料）、死亡逸失利益、死亡慰謝料、文書料

医療ミスでも美容整形のケースでは、請求した項目の一部しか認められないケースがあり（たとえば治療費、修正手術費用、慰謝料）、賠償額も少ない傾向にあります（第六章参照）。示談交渉の段階では請求しませんが、裁判になった場合、遅延損害金や弁護士費用の一部が認められます。このほか、常に介護を要するような重い後遺障害が残った場合、裁判で次のような項目が認められる場合があります。

将来の治療関係費、将来の介護費、将来の通院交通費、将来の介護用品費（おむつ代、介護ベッド代、車いす代など）、家屋・自動車等改造費、成年後見手続費、その他

Q8　医療訴訟で提出する書証にはどのようなものがありますか？

一般に原告が提出する書証を甲号証、被告が提出する書証を乙号証（被告が複数の場合、以下、丙号証、丁号証となります）と称しますが、医療訴訟ではさらに書証の種類によりA、B、Cに分類されるなど（甲A第1号証のようになります）、いろいろな特色があります。A号証は、医療・看護・投薬行為などの診療経過の確定に関する書証です。B号証は、医療行為などの評価、一般的な医学的知見その他これに類する書証です。C号証は、損害立証のための書証、その他明確に分類できない書証です。

A号証には、カルテ、看護記録、レントゲン写真・CT・MRIなどの画像記録、検査所見、診断書、処方箋、投薬指示書、服薬指導の際の説明書、医師作成の患者紹介状、診療情報提供書、問診票、手術同意書、後遺障害診断書、障害認定書、死亡診断書、死体検案書、刑事記録、医師の陳述書、患者・家族の陳述書などがあります。B号証には、私的鑑定意見書、医学文献、医薬品の添付文書、診療ガイドライン、新聞の医療記事などがあ

ります。C号証には、領収書（治療費、通院交通費など）、休業証明書、源泉徴収票の写し、確定申告書の写しなどがあります。書証を裁判所に提出するときは、文書の標目、作成年月日、作成者（写真の場合は撮影者）、立証趣旨を記載した「証拠説明書」を提出することになっています（民事訴訟規則137条1項）。証拠説明書は、裁判官が書証を調べる際に頻繁に参照する重要な文書です。立証趣旨の欄に、何を証明しようとするのか、書証のどの部分が対応するのかをわかりやすく記載する必要があります。

Q9　私的鑑定意見書の役割とは何ですか？

私的鑑定意見書は、原告に施された医療行為の適否を証明する重要な書証です。一般的な医学的知見は、医学文献で証明することができますが、原告に施された治療が当時の医療水準にかなった適切な医療行為であったか否かについては医学文献では証明できません。したがって専門医が作成した私的鑑定意見書によって証明する必要があります。私的鑑定意見書を書証として提出する時期については、裁判所は審理運営方針で「遅くとも争点整理手続終結までに提出する」としていますが、提訴のときに提出してほしいというのが本音です。

私的鑑定意見書は、原告・被告の双方がそれぞれ提出するものですから、裁判所による「鑑定」とは異なり、公平性が保たれません。そこで、私的鑑定意見書の信用性を裁判所が判断するため、私的鑑定意見書には意見書を作成した医師の専門科、出身大学、実務経験などの経歴を記載した履歴書を添付すべきものとされています。私的鑑定意見書は意見書を作成した医師の署名捺印が必要です。医師の氏名を明示しない匿名の意見書は裁判所に形式的証拠能力（民事訴訟法228条1項、文書が作成者の意思に基づいて作成されたこと）に問題があると評価されるおそれがあります。

Q10 集中証拠調べとは何ですか？

「集中証拠調べ」とは、証人および当事者本人などの尋問（人証調べ）を、争点および証拠の整理が終了した後に集中して実施することです（民事訴訟法182条）。通常は1期日で行われます。調べられる人証の範囲は、①担当医師、担当看護師、その他の医療従事者、②原告本人（患者、患者の家族）、③意見書を提出した協力医などですが、これらすべてが調べられるわけではなく、原告・被告が申請した人証のなかから特に必要な人証に絞って行われます。通常、原告本人と担当医師もしくは担当看護師（看護過失が問題となる場合）の尋問が実施されます。

Q11 鑑定とはどのようなものですか？

「鑑定」とは、問題となっている専門分野について特別の学識経験を有する医師に専門の学識経験に基づいて判断した結果を裁判所へ報告させ、裁判官の専門的知識を補充する証拠調べです。鑑定は、必ず行われるものではありません。裁判官が書証として提出された医学文献、私的鑑定意見書、医師の尋問などによっては心証形成できない場合のように、鑑定の必要性がある事案に限り当事者の申し出により行われます。

鑑定には単独鑑定、共同鑑定（複数の鑑定人が討議した結果を一つの鑑定意見書にまとめる方法）、複数鑑定（複数の鑑定人が独立して鑑定意見を述べる方法）、アンケート式鑑定（アンケート形式の鑑定事項に対する複数の鑑定人の回答書を鑑定意見とする方法）、カンファレンス鑑定があります。単独書面鑑定が多いようですが、事案によっては複数書面鑑定も行われます。カンファレンス鑑定は、東京地方裁判所の医療集中部で行われています。3人の鑑定人が鑑定事項に対する意見書をあらかじめ提出したうえで口頭弁論期日に法廷で議論し、その結果を鑑定意見とする方法です。

Q12 鑑定は、いつ実施するのですか？

「鑑定」は原則として集中証拠調べ後に行います。事案によっては集中証拠調べの前に実施される場合もあります。鑑定が集中証拠調べ後に実施されるのは、早い段階で鑑定を行ってしまうと、事案の判断を鑑定人に任せてしまうことになったり、鑑定後に主張の変更や前提事実の変化があったときに鑑定が無駄になったりするためです。

Q13 鑑定人はどのようにして選ばれるのでしょうか？

裁判所が鑑定人を選任します。原告の協力医や被告病院の担当医師の出身大学の医師、担当医師の過去の所属病院の医師、被告病院の関連病院の医師などは除かれます。

Q14 鑑定で注意する点はありますか？

鑑定意見は公正中立であればいいのですが、医師同士のかばい合いから患者に不利な鑑定がなされるリスクがあるため（もちろん患者に有利な鑑定がなされることもあります）、患者弁護士としては鑑定申請には慎重にならざるを得ません。鑑定事項を工夫したり、鑑定対象資料を厳選するなどして、可能な限り公正中立な鑑定結果が得られるよう努力する必要があります。

Q15 鑑定料はいくらくらいですか？

鑑定料は鑑定事項により増減はありますが、基本は50万円で、補充鑑定を行うなど鑑定人の負担が大きいときは10万円が加算される場合が多いです。鑑定料は鑑定申請をした側が負担しますが、通常、原告と被告の双方から鑑定申請して鑑定料を折半します。

Q16 医療訴訟で和解する場合もありますか？

医療訴訟でも裁判所からの和解勧試に原告・被告が応じれば、裁判上の和解が成立します。判決の場合、原告が勝訴しても被告が控訴すれば高等裁判所で裁判が続き、時間も費用もかかります。一方、裁判上の和解の場合は控訴されることはなく、裁判が早期に終了するメリットがあります。原告・被告双方が和解に応じる意思表明をすると、和解協議が開かれます。和解協議には、通常は原告本人も同席します。和解協議の場を使って、原告の心情を裁判所や被告病院に直接伝えることも可能です。

Q17 和解条項にはどんなことを定めるのですか？

和解条項には、金銭の支払いに関する給付条項を定めます。金銭の給付条項では、解決金や和解金といった金銭支払名目にすることが多いです。和解条項のなかに、病院が謝罪や遺憾の意を示す文言や、事故の再発防止策を入れる場合があります。このほか、正当な理由がない限り、和解条項を第三者へ口外することを禁止する口外禁止条項、病院の担当医師に対する責任を追及しないとする責任不追及条項を入れる場合もあります。

Q18 集中証拠調べ後はどのように進むのですか？

裁判所の和解勧試に当事者が応じない場合、原告・被告がそれぞれ最終準備書面を提出し、弁論終結・判決言渡しとなります。最終準備書面は、一般民事事件では提出しない場合もありますが、医療訴訟では提出することが多いです。裁判所は、主要な争点について証拠の評価を中心に主張を簡潔にまとめた書面が望ましいとしています。

Q19 第1審が終わるまでどの程度の時間がかかりますか？

最高裁判所の発表（平成28年度）によると、医事関係訴訟事件第1審の平均審理期間は23・2か月になっています。

Q20 第1審の判決に不服があるときはどうしたらいいですか？

敗訴したときは控訴することができます。第1審が地方裁判所の場合は高等裁判所に控訴します。医療訴訟で簡易裁判所に提訴することは少ないですが、第1審が簡易裁判所の場合は地方裁判所に控訴します。

Q21 控訴状はどこに提出しますか？

控訴状は地方裁判所の判決に対する控訴の場合、宛先は「高等裁判所」と記載し、第1審の地方裁判所に提出します。

Q22 控訴状の提出期限はいつまでですか？

判決書を受け取った日の翌日から14日目までに提出します。たとえば10月1日に判決書を受け取った場合、10月1日から14日目の10月15日が控訴状の提出期限になります。最終日が土日祝日・年末年始（12月29日〜1月3日）の場合はその翌日、たとえば12月15日に判決書を受け取ると、14日目は12月29日になり、提出期限は1月4日になります。

Q23 控訴状の提出期限が短くて間に合うか心配です

控訴状提出時に控訴の理由を書けないときは「控訴理由書は追って提出する」と控訴状に書いて提出することができます。控訴理由書は控訴状を提出してから50日以内に控訴審である高等裁判所に提出する必要があります。

Q24 第2審である高等裁判所の判決に不服があるときはどうしたらいいですか？

高等裁判所で敗訴した場合は最高裁判所に不服の申立てをすることができます。ただし、最高裁判所では事実審理は行わないので（審理対象が法律問題に限定されます）、上告理由は憲法違反または法律に定められた訴訟手続に重大な違反があるときに制限されています。最高裁判所の判例（ないときは大審院、高等裁判所の判例）に反する判断があるとき、または法令の解釈に関する重要な事項を含む場合は「上告受理の申立て」ができます。ただし、上告受理申立ては理由があっても必ずしも受理されるわけではありません。最高裁判所が受理するかしないか自由に決められることになっており、大半は上告不受理となります。

Q25 医療裁判全体の費用の目安を教えてください

訴訟を提起する際、裁判所へ納める費用は、損害賠償請求額により異なり、弁護士費用も法律事務所ごとに異なるため、目安はありません。私的鑑定意見書の数、裁判所の鑑定の有無など様々な要因があり、弁護士の方針によっても変わります。

おわりに

多くの病院は医療ミスが起きたとき、被害患者や遺族に対し適正な補償をし、示談します。しかし、ごくわずかですが、ミスが明らかでも一切補償をせず、患者や遺族を泣き寝入りさせる病院もあります。そのような病院は医療法律相談で「またですか？」と言いたくなるほど何度も医療ミスの相談を受けます。

医療ミスを繰り返す病院のカルテを見ると、まるで裁判を意識したかのように医療ミスを否定する記載がなされています。医療ミスは防止することが大切ですが、どんなに気をつけていてもミスは起きますから、ミスを責めるより事故の再発防止に生かすべきです。事故を検証して再発防止策を講じるから医療事故の防止につながるのであり、裁判に負けないカルテ記載などを医療従事者に指導する隠蔽体質の病院では、見かけの評判はいいかもしれませんが、医療ミスを繰り返してしまいます。被害に遭った患者や遺族は、補償はおろか謝罪の言葉すら受けられず、医療ミスが起きた事実は闇から闇に葬り去られ生かされないのですから本当に気の毒です。

大学病院で医療安全委員会の委員長をしておられる教授とお話をする機会がありました。

大学病院は新米医師の教育も目的としていますから、どうしても医療ミスは避けられません。問題は事故後の対応です。教授によると、医療ミスが起きたとき、病院の弁護士が「黒を白と言え」と言ったそうです。病院弁護士が医師に嘘をつかせている話を聞いて私は大変ショックを受けました。通常の民事訴訟であれば対等な私人間の争いなので、勝つために「黒を白」「白を黒」と言うことがあるかもしれません。しかし、医療ミスで患者が亡くなっているのに、病院が「黒を白」と言っては、患者や遺族は救われません。

また、謝罪し、示談をすれば早期に解決できるのに、嘘をついて裁判になれば医師は何年も裁判にかかわらなければならなくなります。病院は、弁護士が「黒を白」と言えと言い出したら、さっさと契約を解除して、紛争を早期円満解決できる弁護士に依頼したほうがいいでしょう。

これとは逆に、患者側の弁護士が、医療ミスがないのに裁判を起こすこともあります。医療事故で「白を黒」と言ってはいけないのは、「黒を白」と言ってはいけないのと同様です。医師が適切な治療を実施したのに裁判を起こされ、身に覚えのない非難をされては医療が萎縮してしまいます。患者が医療ミスの有無を判断するのは難しく、患者弁護士の言うままに裁判を起こすのがほとんどだと思いますが、結果として敗訴し、弁護士費用、裁判費用その他、高額の出費を強いられた挙げ句、得るものは何もないという結果になります。

「黒を黒」「白を白」と認め、早期解決を第一に考える弁護士が、患者と病院双方について紛争を早期円満解決すれば、どちらにとっても利益になります。そして医療紛争の拡大長期化がなくなれば、病院も積極的に医療事故を検証し、事故の再発防止につなげていけるのではないでしょうか。

最近、医療ミスとは言えないものの、医療事故によって死亡などの重大な結果が発生したとき「白を灰色」と認め、補償する病院が増えてきました。こうした患者を大切にし、医療紛争を早期円満解決する病院がよりいっそう増えることを願ってやみません。

現在、筆者は、東京地方裁判所民事調停委員、弁護士会医療ＡＤＲのあっせん仲裁人として、中立の立場から医療紛争の解決に当たっています。

また、看護ミスを未然に防ぐため、都内の大学で看護学生たちに医療事故の講義を通して、不注意から患者を死なせてしまう危険性を訴えています。本書が、患者のみならず医療に携わる方々のお役に立ち、みんながよりよい医療を安心して受けられる世の中になれば幸いです。

最後に、本書を執筆するにあたって多くの助言をくださいました編集者の澤田晃宏氏に感謝します。

平成29年12月

弁護士・医学博士　石黒麻利子

参考文献

（第四章）大島真一「医療訴訟の現状と将来―最高裁判例の到達点―」
判例タイムズ１４０１号、５～87頁、２０１４
（第五章）公益財団法人日弁連交通事故相談センター東京支部編
『民事交通事故訴訟　損害賠償算定基準』２０１７版
（第六章）一般財団法人労災サポートセンター『労災補償　障害認定必携』第15版２０１１
（第八章）秋吉仁美編著『リーガル・プログレッシブ・シリーズ医療訴訟』（青林書院２００９）
大阪地方裁判所第17、第19、第20民事部「大阪地方裁判所医事部の審理運営方針」
判例タイムズ１３３５号５～23頁、２０１１
東京地方裁判所医療訴訟対策委員会「医療訴訟の審理運営指針（改訂版）」
判例タイムズ１３８９号、５～22頁、２０１３

石黒麻利子（いしぐろ・まりこ）

弁護士・医学博士。東京都出身。1992年藤田保健衛生大学大学院医学研究科博士課程修了、医学博士。理化学研究所、国立精神神経センター神経研究所などで主に脳神経科学の研究に携った後、法曹へ転身。2004年中央大学法学部法律学科卒業、2006年中央大学法科大学院修了、同年司法試験合格。東京地方裁判所民事調停委員。医療ADRあっせん仲裁人も務める

扶桑社新書 260

医療事故に「遭わない」
「負けない」「諦めない」

発行日 2018年1月1日　初版第1刷発行

著　　者………石黒麻利子
発 行 者………久保田 榮一
発 行 所………株式会社 扶桑社
〒105-8070
東京都港区芝浦1-1-1 浜松町ビルディング
電話 03-6368-8875(編集)
03-6368-8891(郵便室)
www.fusosha.co.jp

DTP制作………Office SASAI
印刷・製本………株式会社 廣済堂

Printed in Japan　ISBN 978-4-594-07893-5